スマートシティの脅威

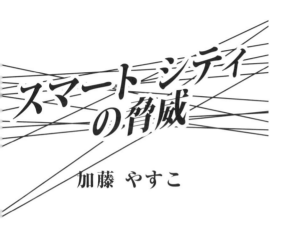

加藤 やすこ

緑風出版

目次

スマートシティの脅威

第３章　宇宙に広がる通信ネットワークと環境汚染

第6章　各国で進む電磁波対策

第1章

スマートシティとは

ＩｏＴとＡＩを活用したまちづくり

ＩｏＴ（モノのインターネット）やビッグデータ、ＡＩ（人工知能）などの先端技術を利用したスマートシティが、各国で増えています。スマートシティの明確な定義はなく、経済発展の状況やデジタル化の状況、社会的・文化的背景などに応じて国や地域によって取り組みは異なります。日本では、二〇一〇年頃から、エネルギーの効率的な利用を目指すスマートシティが構築されるようになりました。

例えば、「横浜スマートシティプロジェクト」や「北九州スマートコミュニティ」、京都府相良郡の「けいはんなエコシティ」などでは、電力の効率的な利用を目指すスマートグリッドや、エネルギーマネジメントシステムなどを利用した実証事業を行なってきました。

その後、エネルギーだけでなく、環境や交通、教育、医療など、複数の分野で横断的に取り組むスマートシティも誕生するようになりました。

現在、政府はＩｏＴやＡＩを使って、少子高齢化や人口減少などの社会的な課題を解決し、経済発展も目指す新しい社会「ソサエティ5.0」の実現を目指しています。ちなみにソサエティ1.0は狩猟社会、2.0は農耕社会、3.0は工業社会、4.0は情報社会とされています（図1）。

ソサエティ4.0（情報社会）では、人間が意識的にクラウドサービス（データベース）にアクセス

図１　ソサエティ 5.0

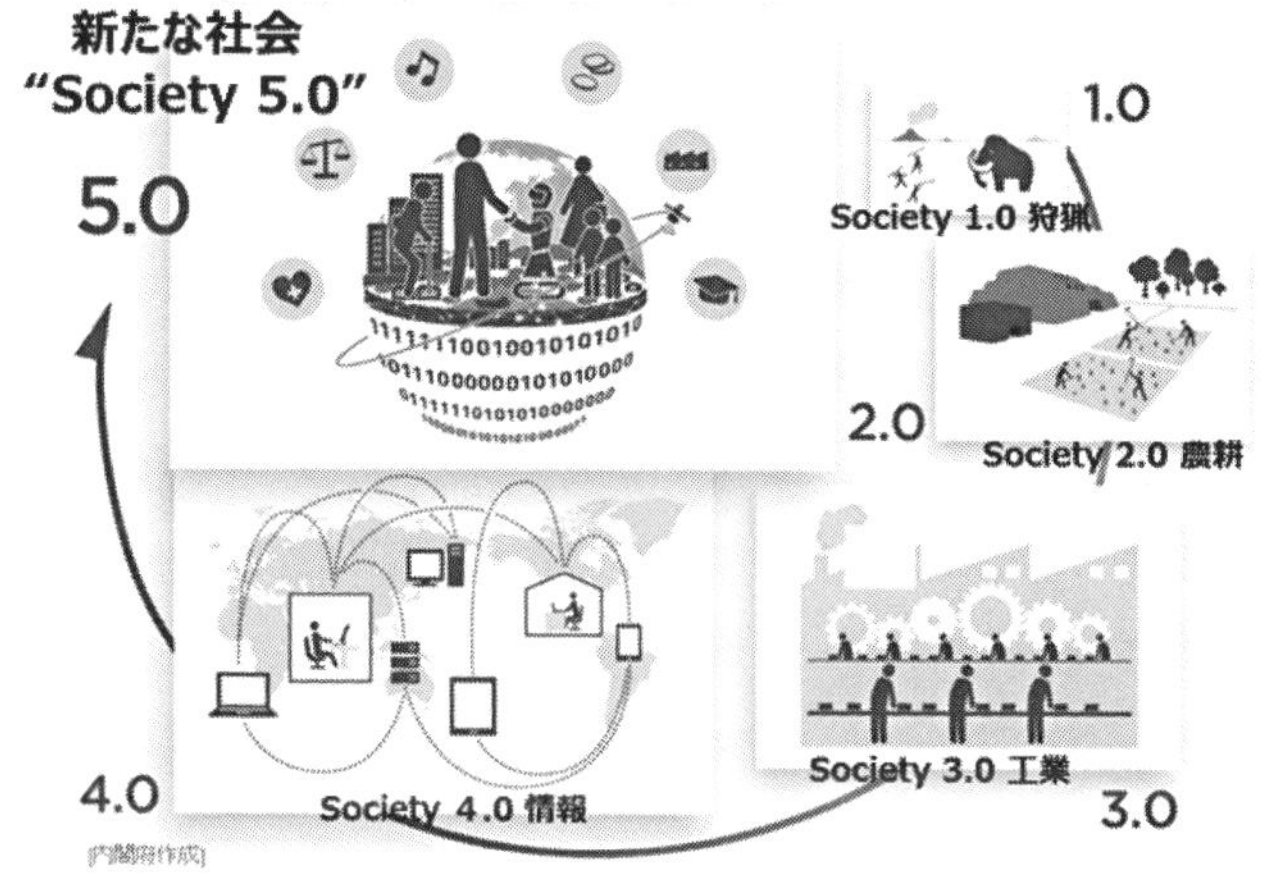

出典：内閣府ホームページ（https://www8.cao.go.jp/cstp/society5_0/）

して、情報やデータを入手し利用していました。例えば、ドライブで目的地へのルートを調べる時は、目的地の住所や名前を入力し、カーナビの道案内にしたがって運転をします。

現在は、仕事や勉強のためにパソコンでクラウドデータにアクセスして情報を得ても、その情報を解釈し、分析するのは人間の仕事です。

しかし、ソサエティ5.0では、現実空間のＩｏＴ（モノのインターネット）が情報を集め、ＡＩが集約された情報を分析することになります。自動走行車で移動し、ＡＩが分析した結果を人間に提案し、工場ではロボットが自動的に製造します。これまでになかった新たな価値が産業や社会にもたらされ、多様なニーズに対応できるようになる、と考えられています。

内閣府は「これは一人一人の人間が中心となる社会であり、決してＡＩやロボットに支配され、監視されるような未来ではありません」と述べていますが、中国のようなデジタル全体主義につながるリスクも孕んでいるのではないでしょうか。

政府はスマートシティを推進

政府は、スマートシティを「ソサエティ5.0を達成する切り札」と考えています。街中に設置されたＩｏＴ機器などを通じて、消費者の属性（年代や性別など）、行動、電気設備などインフラの稼働データ、天候や大気汚染など環境に関わるデータを集めてＡＩで分析します。そして、データに基づいて都市インフラに関わる設備や機器を遠隔でコントロールし、インフラや公共交通機関、電力システムの運営などを最適化することで利便性の向上を目指す、としています。

ＩｏＴ機器や監視カメラなどを通じて情報を集めるので、スマートシティでは社会インフラとして、Ｗｉ‐Ｆｉや５Ｇなどの通信ネットワーク網が必要になります。

総務省は、ソサエティ5.0を実現するため、二〇二三年度末までに、二一万局の携帯電話基地局を整備して５Ｇ基盤整備率九八％を達成し、「世界最高水準の通信環境を整備する」方針です（図2）。政府は二〇三〇年代の社会像として、包摂性（インクルーシブ）、持続可能性（サステナブル）、

図2　政府が目指すソサエティ 5.0

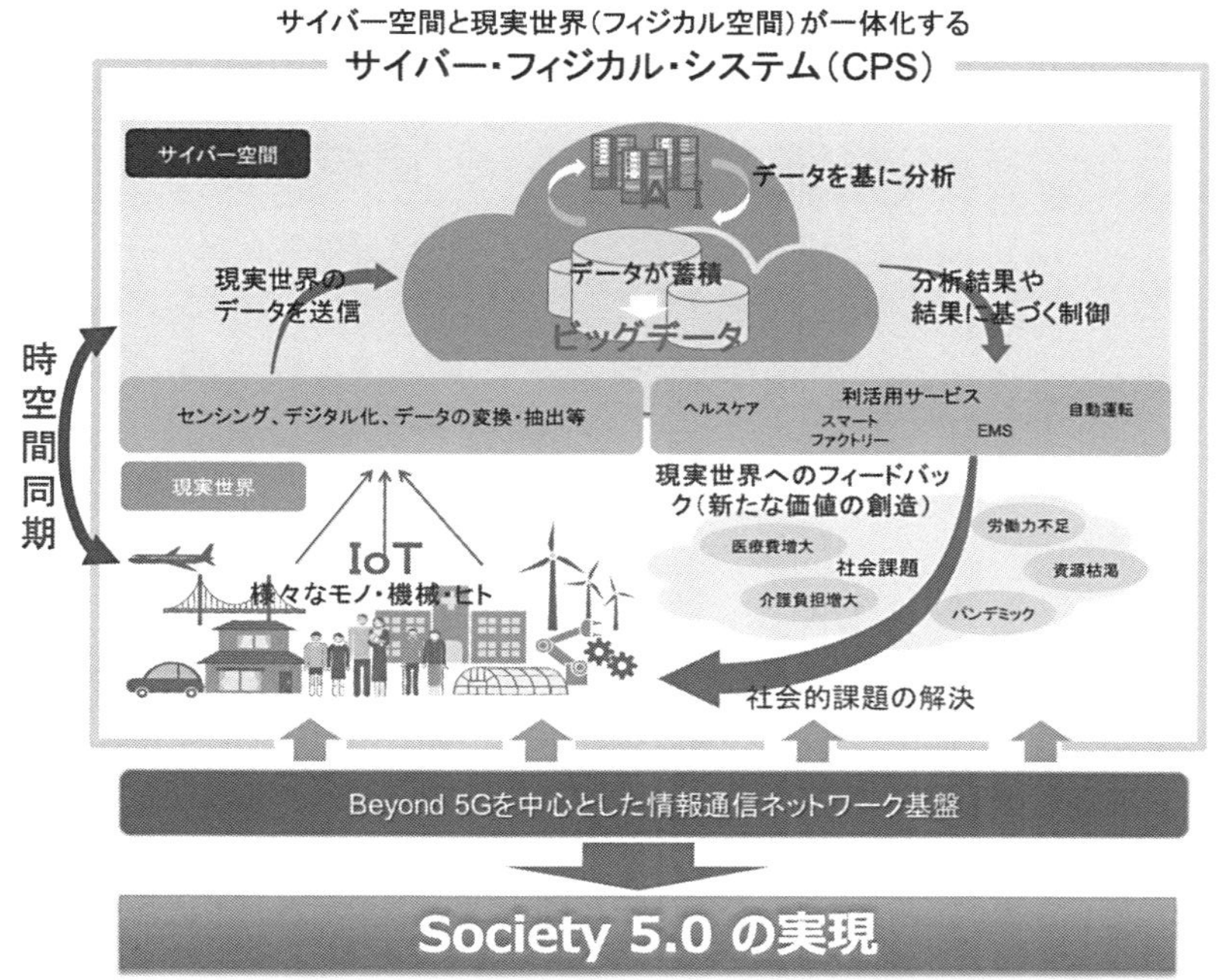

出典：総務省電波利用環境委員会配布資料（2020年）

高信頼性（ディペンダブル）のある社会を実現できると考えているようです。

包摂性とは、都市部と地方、性別、年齢、障害の有無などのあらゆる障壁を取り除き、誰もが活躍できる社会です。持続可能性は便利で持続可能な社会で、高信頼性は不測の事態にも対応できる、安全が確保された人間中心の社会です。

しかし、これらの通信基盤を整備すれば、健康や環境への悪影響がすでに指摘されている無線周波数電磁波が急増することになるので、電磁波過敏症のように環境中の電磁波に反応する人にとっては、社会参加を阻む大きな社会的障壁になる可能性があります。ガンや発達障害、不妊など、電磁波との関連性が指摘されている疾患も増えるかもしれません。

また、セキュリティが脆弱なＩｏＴ機器の増加は、サイバー攻撃のリスクも高めます。このような社会は、包摂的で持続可能性があり、高信頼性が確保されていると言えるでしょうか。

Ｗｉ－Ｆｉもスマートシティのインフラ

スマートシティの先進例として有名なスペインのバルセロナ市は、情報通信技術を使ったゴミ収集を行なっています。市内各所に設置されたゴミ収集容器に、センサーを取り付け、ゴミの量や設置場所などの情報をネットワークを通じて収集します。管理センターは集約されたビッグデータを分析し、最も効率の良い収集ルートやタイミングをゴミ収集車のモニターに表示し、清掃員に伝えます。これによってゴミ収集のコストを削減できた、とされています。

このほかにも、個別のＩＰアドレスを持ち通信網に接続された「ＩＰカメラ」の映像などを分析して不審者を割り出したり、通行人の流れや人数を把握するほか、駐車場の空き情報を省電力無線のセンサーを通じてＷｉ‐Ｆｉに送り、ドライバーに知らせるシステムを導入しています。ドライバーは、どこの駐車場が空いているかを知ることができ、渋滞緩和や駐車場収入の増加につながります。

また、バス停にはＷｉ‐Ｆｉスポットを設置し、バスの運行情報や交通、行政に関わる情報、広告をデジタルサイネージで配信します。

このようにスマートシティでは、Ｗｉ‐Ｆｉをスマートシティのインフラとして整備していますが、Ｗｉ‐Ｆｉで使う電波も無線周波数電磁波です。利便性と効率性を追求する一方で、健康に悪影響を及ぼすかもしれません。

東京のスマートシティ計画

東京都は、ソサエティ5.0を実現するために「スマート東京実施戦略」を進めています。すべての人とモノをＩｏＴでつなげ、都市全体をスマート化し、防災やまちづくり、交通インフラや教育など生活のあらゆる場面に最先端技術を浸透させ、「東京を世界でもっとも便利で生活満足度

表1　東京都が通信事業者への開放を検討している施設

	設置場所・規模など
建物	東京ビッグサイト、国際フォーラムなど
都道	約2,200km
橋梁	約1,200橋
公園	約2,000ha
バス停	約400か所（電気設備のある都営バス停）
地下鉄	都営地下鉄106駅
信号	約16,000基
地下道・地下街	新宿駅・東京駅周辺、汐留（シオサイト）など
街頭	約17万本（都道）
電柱	約69万本（地中化してスマートポールを設置）

出典：東京都「東京データハイウェイ基本戦略」（2019）

の高い都市」にすることを目指しています。

そこで東京都は、大量のデータが行き交う「電波の道」を作るために、第5世代移動通信システム（5G）を選びました。5Gは、従来の4Gよりも通信速度が一〇〇倍早く、二時間の映画を三秒でダウンロードできます。

また、ほぼリアルタイムで操作ができ、遅延が少ないのも特徴です。例えば、時速一〇〇kmで進む自動運転車が、危険を察知してから制御を始めるまでに進む距離は、4Gだと二・八メートルですが、5Gならわずか二八cmです。4Gで接続できるデバイスは一km²あたり一〇万台ですが、5Gなら、その一〇倍の一〇〇万台のデバイスに接続できます。大量のIoT機器と接続し、情報を集取して送信できるわけです。なお、このような5G活用による経済効果は全国で四七兆円と推計されています。

東京都は、この「電波の道」をつくるために、東京ビッグサイトなど都が所有する建物や橋、バス停、信号、公園、地下鉄・駅出入り口、道路などを、通信事業者に開放し、携帯電話基地局の設置を後押しするほか、設置しやすいよう、利用手続きを簡素化します（表1）。

西新宿にスマートポールを設置

東京都は、都庁のある西新宿を5Gの重点整備エリアとして、超高速モバイルインターネット網を構築しています。二〇二〇年七月には、都庁本庁舎周辺の九カ所に、5GアンテナとWi-Fi機能、人流解析カメラなどを搭載したスマートポールを設置しました。合計で一三基の5Gアンテナが設置され、超高速Wi-Fiは六基、高速Wi-Fi二基、無料Wi-Fiエリア八カ所が設けられています。アンテナの高さは約三mなので、歩行者は近距離で無線周波数電磁波に被曝することになります（図3-1、3-2）。このエリアの電磁波の強さについては第6章で詳述します。

東京都は、二〇二一年度に、さらに二〇基のスマートポールを西新宿エリアに設置する計画です。全てのスマートポールにデジタルサイネージ（液晶ディスプレイなどに情報を表示するシステム）が設置され、人流カメラを搭載したものもあります（表2）。

周辺を通行した人やサイネージを閲覧した人の画像を解析し、人の流れや人数、属性、視聴情報などを統計データに変換します。画像は即座に破棄されることになっています。

個人情報保護法とプライバシーへの配慮から、ホームページやスマートポールに設置された標

図3-1　西新宿に設置されたスマートポール

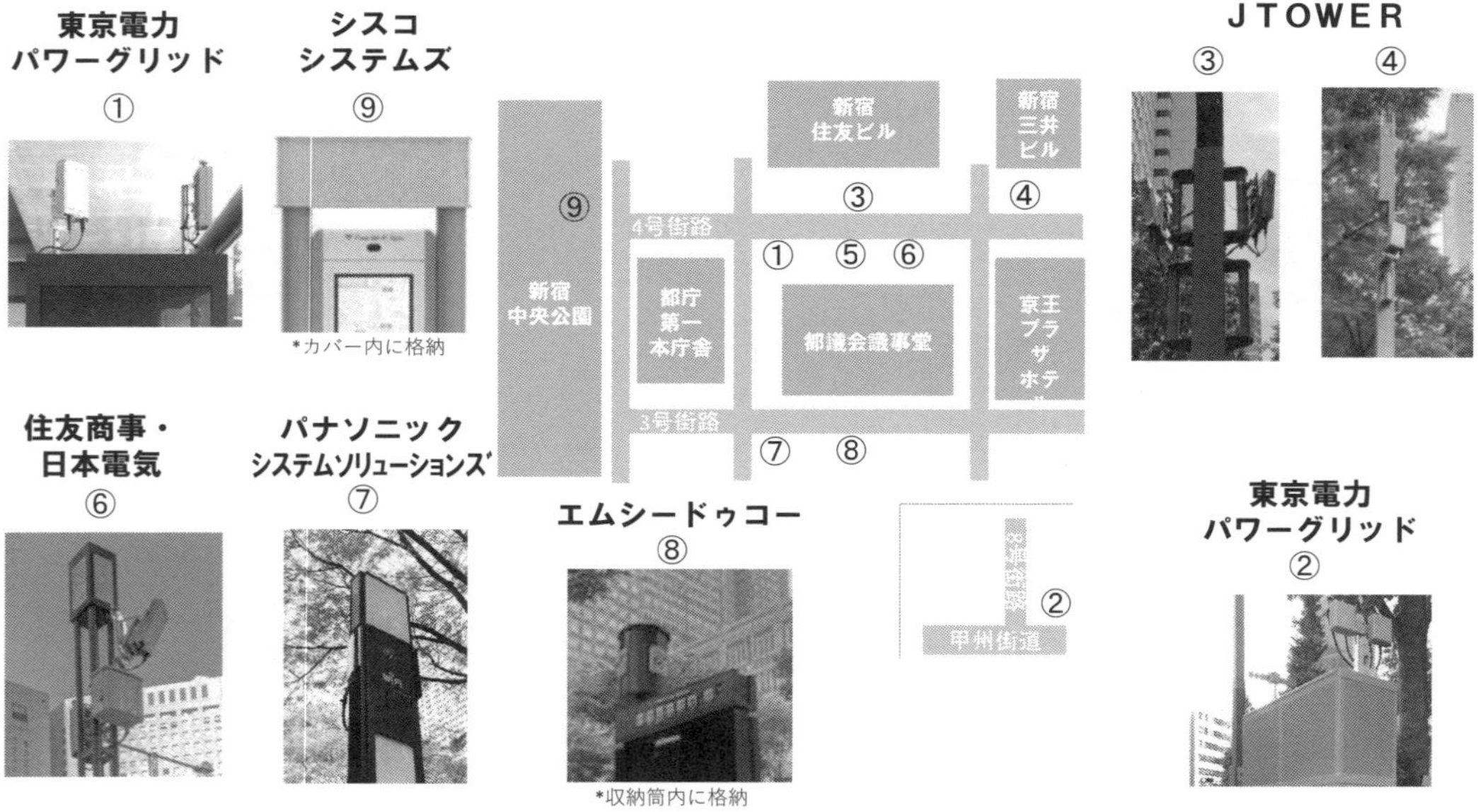

出典：東京都「令和2年度スマートポール先行・試行設置および検証事業検証結果報告書」(2021)

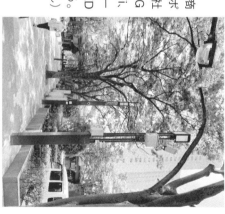

図3-2　西新宿に設置された住友商事・日本電気のスマートポール。複数の携帯電話会社のサービスを提供する５Ｇ共用アンテナや公衆Wi-Fi、街路灯やデジタルサイネージ、人流解析カメラ、LED照明などを搭載している。（写真提供：よだかれんさん）

表２　西新宿に設置されたスマートポールの概要

事業者	東京電力パワーグリッド	ＪＴＯＷＥＲ	住友商事・日本電気	パナソニックシステムソリューションズ	エムシードゥコー	シスコシステムズ
分類	変圧器活用型	アンテナ供用型	アンテナ供用型、サービス活用型	サービス活用型	サイネージ型	サイネージ型
アンテナ高	3.08m	3.5 ～ 5.0m	3.45 ～ 5.40m	3.9m	3.925m	3.197m
５Ｇ	○	○	○	○	○	○
Ｗｉ‐Ｆｉ	○	○	○	○	○	○
人流カメラ	×	×	○	○	○	○
環境センサー	×	×	○	×	○	○
サイネージ	○	○	○	○	○	○

出典：東京都「令和２年度スマートポール先行・試行設置および検証事業検証結果報告書」（2021）

識で、カメラがあることを示していますが、スマートポールに設置された表示は小さく、近づかなければわかりません。

スマートシティでは、5GやWi‐Fiなどの無線通信機器を多用することが前提になっていますが、プライバシー保護や個人情報の取り扱いについても議論する必要があります。

スーパーシティ構想と監視社会

内閣府の「スーパーシティ構想」も、基本的にはスマートシティの一部で、どちらもソサエティ5.0の実現を目指しています。住民合意を必要とする大胆な規制改革を行ない、法令上の手続きで選ばれたエリアでの取り組みを「スーパーシティ」と呼んでいます。

スマートシティでは、IoT機器などを通じて、情報を集めてAIで分析し、情報を利用しますが、省庁や地方自治体が持っているデータを組織や分野を超えてデータを連携・利用するには、規制緩和や特例措置が必要になります。

そこで、特定の地域に限定して規制緩和や特例を設けることができる国家戦略特区制度を利用して、より柔軟に、迅速に地域独自の規制特例を設けられるよう、スーパーシティ法案（国家戦略特別区域法の一部を改正する法律案）が二〇二〇年五月に可決されました。

二〇二一年四月までに全国の三一自治体が、政府のスーパーシティ法国家戦略特区に申請し

図4　スーパーシティ公募団体

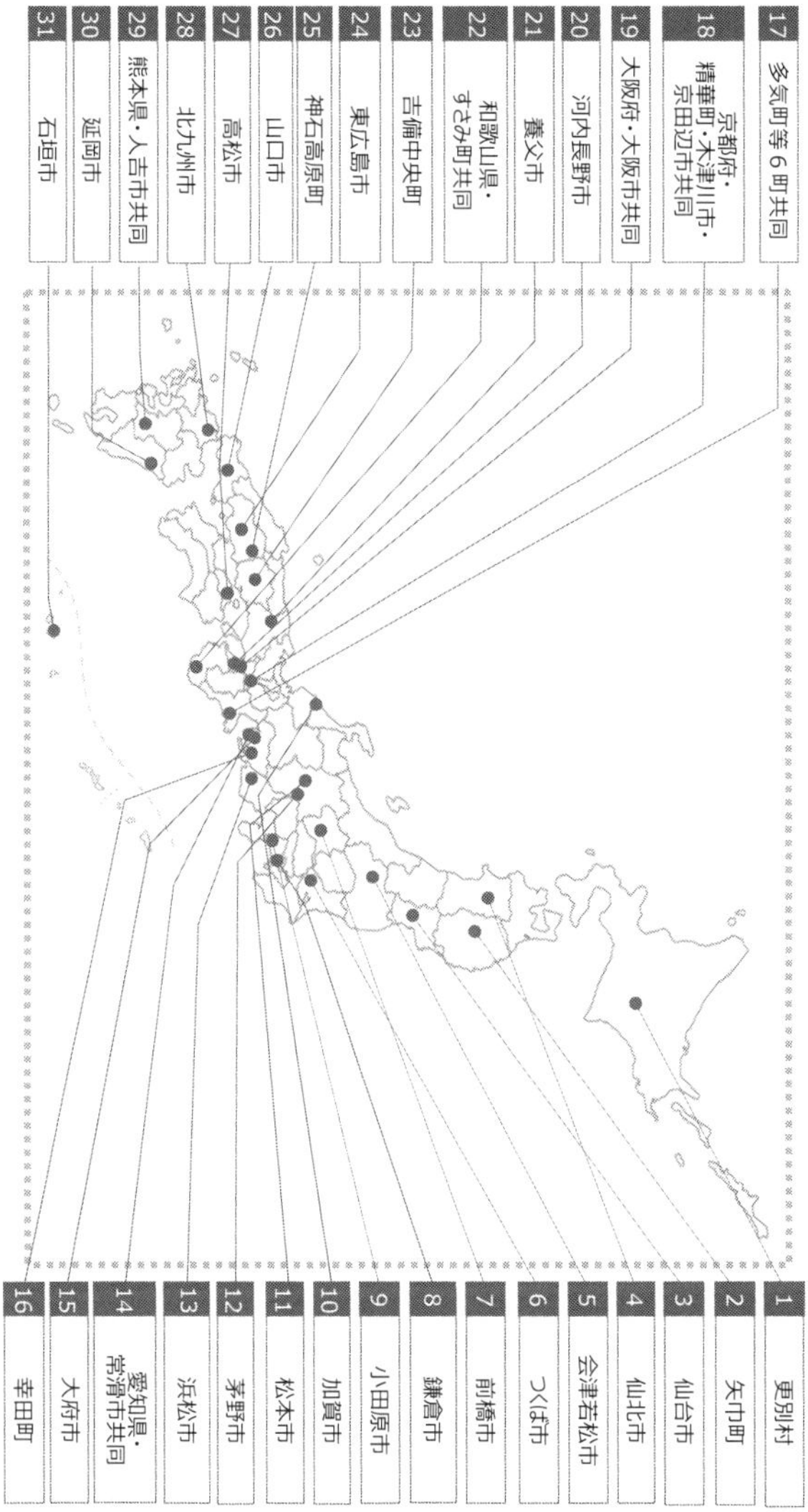
1 更別村
2 矢巾町
3 仙台市
4 仙北市
5 会津若松市
6 つくば市
7 前橋市
8 鎌倉市
9 小田原市
10 加賀市
11 松本市
12 茅野市
13 浜松市
14 愛知県・常滑市共同
15 大府市
16 幸田町
17 多気町等6町共同
18 京都府・精華町・木津川市・京田辺市共同
19 大阪府・大阪市共同
20 河内長野市
21 養父市
22 和歌山県・すさみ町共同
23 吉備中央町
24 東広島市
25 神石高原町
26 山口市
27 高松市
28 北九州市
29 熊本県・人吉市共同
30 延岡市
31 石垣市

（出典：内閣府）

（図4）、政府は二〇二一年八月にも、申請した自治体の中から特区を指定する予定でしたが、一〇月以降へ先送りになりました。自治体から送られた案には、「大胆な規制改革が乏しかった」からです。しかし、大胆な規制改革にはリスクがあり、反対もつきものです。

全体主義的な思考

二〇二一年八月に開催された内閣府の専門調査会では、安全性を理由に阻止されていた規制改革であっても、「住民が安全性に関するリスクを受け入れて（で）も、改革すべきだと合意するなら」、非常に大きな改革を行なえる、という意見も出ました。

ある委員は、高速道路にＥＴＣ（車に搭載された無線機が料金を決済するシステム）ができた後も、職員が料金を徴収する料金所が残っていることを引き合いに出し、スーパーシティでも新旧のシステムが併存するなら最悪だ、と批判しました。料金所を利用する人を「例外者」と呼び、スーパーシティでも「例外者はちゃんと説得して、強制力を持って全体最適でやっていくのだと言う覚悟」を求めています。

竹中平蔵委員は「住民の合意を取るという、非常に面倒な民主主義国の手続きの中で、それが本当にできるかどうか」と述べ、各自治体の首長を交えたブレインストーミングを提案しています。

ちなみにＥＴＣでは周波数五・八GHzの無線周波数電磁波を使って、料金支払いに必要な情報を

表3　スーパーシティのタイプ

タイプ	特徴	例
グリーンフィールド型（新規開発型）	都市の一部区域や工場跡地などを都市開発して、新たな住民を集める	中国の雄安、カナダのトロント
ブラウンフィールド型（既存都市型）	すでにあるまちで住民合意を形成し、必要な開発・インフラ整備を行なう	アラブ首長国連邦のドバイ、シンガポール

出典：スーパーシティ構想の実現に向けた有識者懇談会。「スーパーシティ」構想の実現に向けて最終報告（2019）

送受信して決済していますが、微弱な電磁波にも反応して体調を崩す電磁波過敏症の人はＥＴＣを使えません。他にもさまざまな事情があって、職員のいる料金所を選んでいる人がいるはずです。

こういったマイノリティを「例外者」と切り捨て、全体の利益のために強制力を持って、安全性を無視してでも規制改革を行ない、民主的な手続きを「面倒」と称するような全体主義的社会が、スーパーシティのようです。

誰のための「丸ごと未来都市」

内閣府の「スーパーシティ構想の実現に向けた有識者懇談会」は、スーパーシティを「丸ごと未来都市を作る」こと、と位置付けています。

これまでのスマートシティでは、エネルギーや交通など、個別の分野での事業にとどまるケースが多かったのですが、スーパーシティでは自動走行などでの移動、ドローン配達などの物流、キャッシュレス決済、遠隔診療や医薬品配達などの医療・介護、遠隔教育、エネルギーや水のスマートシステム、ロボット監視による防犯など、市民生活全般に関わる複数の分野での「未来社会での生活を先行して現実にする」ことが目的です。

有識者懇談会では「住民目線で理想の未来社会を追求すること」が重要とされていますが、どのような生活を理想とするのかは人によって異なるので、合意に至るまでに相当な困難があると予想されます。

スーパーシティを構築するには、工場跡地などを都市開発して住民を集める「グリーンフィールド（新規開発）型」と、すでにある都市を作り替える「ブラウンフィールド（既存都市）型」の二種類があります（表3）。グリーンフィールド型なら、スーパーシティに住みたい人が移住してくるので、既存の都市をスーパーシティ化するより、抵抗は少ないと考えられていますが、カナダのトロント市のように、市民の反発を受けて挫折したグリーンフィールド型もあります（後述）。

有識者懇談会では、スーパーシティを選定する際に、「住民の合意形成を促進・実現できる、ポジションとリーダーシップを備えた首長」の存在が重要となる、と述べていますが、それは独裁と紙一重にならないでしょうか。

個人情報は保護されるのか？

スーパーシティ法案と同時期に、個人情報保護法も改正され、自治体が持っている情報を加工

図5　スーパーシティとデータ連係基盤

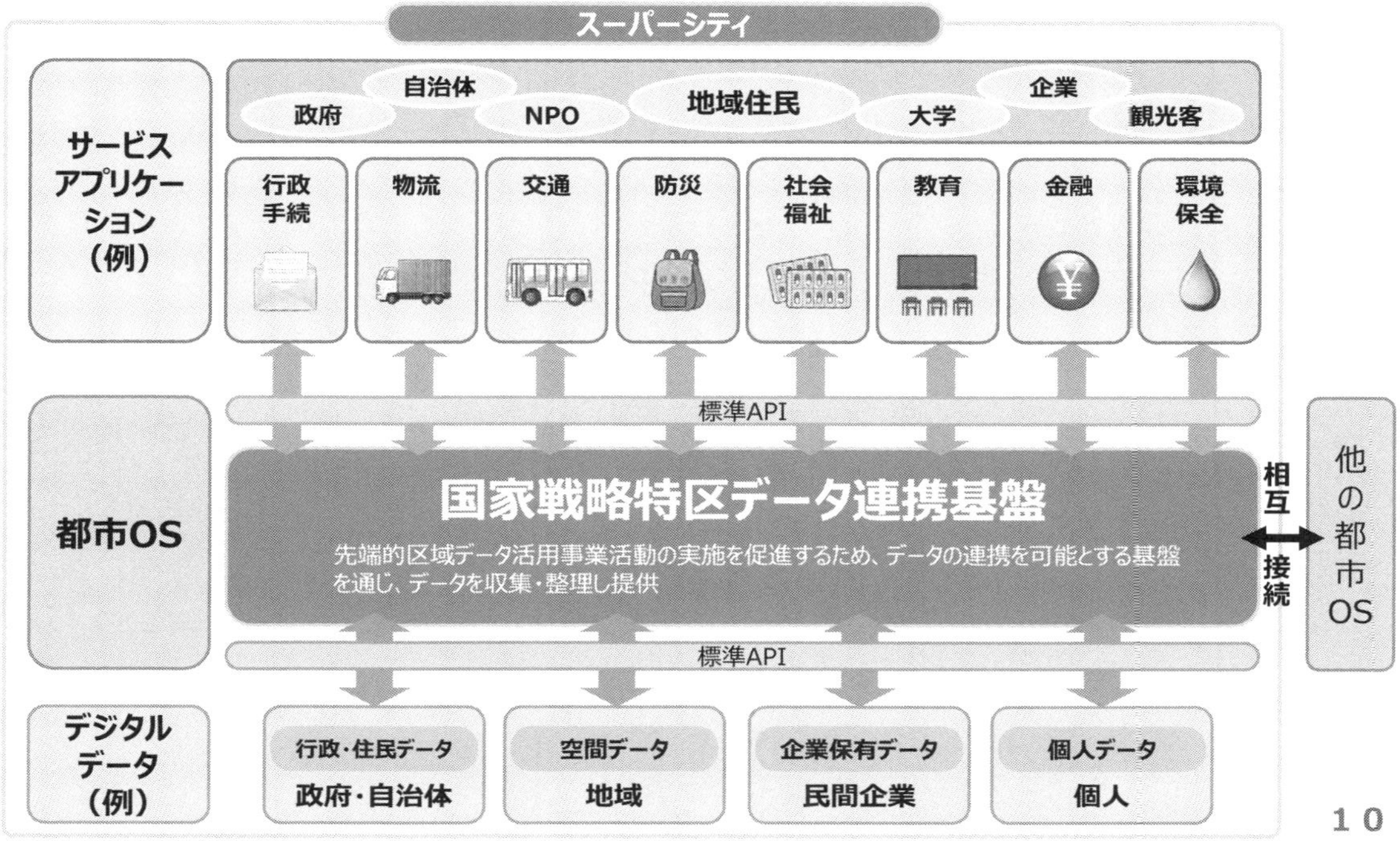

出典：内閣府ホームページ（https://www8.cao.go.jp/cstp/society5_0/）

して、ビッグデータとしてプラットフォームを提供するIT事業者に提供することができるようになりました。

しかし公的機関が持っているビッグデータだけでは、スーパーシティ構想を実現できません。市民の移動に関する情報を集めるには交通機関に、エネルギーの利用に関するデータは電力会社に、健康管理に関する情報は医療機関に提供してもらわなくてはいけません。政府は、これらの機関に積極的な参加を呼びかけ、任意でデータ提供を求める方針です。

スマートシティやスーパーシティでは、行政のデータ、電力会社や通信会社、交通機関など企業が保有するデータ、個人データなどを分野を超えて横断的に収集し提供するデータ連携基盤（都市ＯＳ）をベースに地域住民にサービスを提供します。この都市ＯＳは、他の都市ＯＳとも相互に連携させることも想定されています（図５）。

なお、省庁や地方自治体が保有する個人情報が、本人の同意がないままデータ連携基盤整備事業者に提供される可能性があります。参議院議員の森ゆうこさんは、「住民の同意なしに個人情報の目的外使用や第三者への提供が可能になる場合があるにもかかわらず、最も重要な住民の合意形成が具体的にどのように測られるのか、法案に明記されていない」ことを指摘し、「自由とプライバシーを差し出すことはできない」と批判しています。

しかも海外の事業者が、データ連携基盤整備事業者に選ばれる可能性もあります。内閣府特命担当大臣の北村誠吾氏は、外国企業でも国内で個人情報を取得・使用する場合、日本の個人情報保護法に基づいて法的責務が生じる、と国会で答えています。

しかし、二〇二〇年一月に発効した日米デジタル貿易協定では、個人情報を含むデータを、国境を超えて自由に移転することができるようになりました。「デジタル貿易」とは、インターネットを通じて映画や音楽などのコンテンツを購入したり、航空券やホテルを予約しクレジットカードで決済することなどで、個人情報を含むデータの移転を伴います。アメリカの企業がデータ基盤整備事業者になった場合、収集されたデータがアメリカ企業に吸い上げられる可能性もあります。

ビッグデータから特定される個人

二〇二〇年に改正された個人情報保護法では、個人を識別できないよう匿名加工すれば、本人の同意がなくても第三者に提供し、ビッグデータに利用できるようになりましたが、複数のビッグデータをつけ合わせると、個人が特定できることもわかっています。

アメリカでは二〇〇六年に、オンライン映像配信会社がユーザー五〇万人のレンタル記録一億件を、個人を特定できる情報を削除した上で公表しました。しかし、あるユーザーが特定されて訴訟が起きました。このユーザーは地方に住む性的マイノリティのユーザーで、性的指向が明らかにされたことで多大な被害を被ったのです。

これを受けて、テキサス大学は、公開されたデータベースを、別なインターネット映画データベースの公開情報と比較しました。すると、作品を同じように評価したものがあり、作品評価をした日付がわかれば九九％の確率でユーザーを特定できることがわかりました。

インターネットを利用する際に発行されるＣｏｏｋｉｅ（クッキー）でも同じことが起きます。Ｃｏｏｋｉｅは、ウェブサイトを閲覧するとパソコンやスマホに保存される情報です。サイトを訪れた日時や訪問回数などを記録した匿名情報ですが、他の情報と突け合わせることで個人を特定できるのです。

欧州の個人情報保護

日米が企業に有利な協定を結んだのに対し、欧州（ＥＵ）の一般データ保護規則（ＧＤＰＲ）では、個人情報保護を人権ととらえています。基本的人権の保護を目的にし、欧州経済領域（ＥＥＡ、ＥＵ二八カ国とノルウェー、リヒテンシュタイン、アイスランドの合計三一カ国）の在住者が対象になります。

氏名やメールアドレス、所在地データ、身体的・生理学的・遺伝子的特徴、政治的・文化的・社会的固有性に関する情報、オンライン識別子（ＩＰアドレス、Ｃｏｏｋｉｅ識別番号）、クレジット番号などの個人データをＥＥＡ域外へ持ち出すことは原則禁止です。ＥＵと同程度の保護をしていると欧州委員会が認めた場合のみ、データを移転できます。

さらに、人種・民族的特性、政治思想、宗教、哲学的信条、労働組合資格、遺伝データ、生体データ、健康に関するデータ、性生活、性的指向などに関するデータは特別カテゴリーとされ、原則として処理禁止になっています。

個人情報の管理者は、個人の権利を尊重し、情報処理がＧＤＰＲの要件を遵守していることを実証することが求められます。個人データの当事者である本人は、データ管理者に対して個人データの処理を制限する権利を持つほか、管理者やデータを利用する第三者に対し、自分のデータの処理について異議を唱える権利があります。

仮に、公的機関がＧＤＰＲの要件に違反した場合、一〇〇〇万ユーロ（約一三億円）または二〇〇〇万ユーロ（約二六億円）の制裁金が課せられるのです。サイバー攻撃などで個人情報が流失した場合、七二時間以内に監督機関へ通知しなければならず、怠れば一〇〇〇万ユーロの罰金が発生します。

個人情報は企業が利用する資源ではなく、人権に関わるものだという視点で、日本でも個人情報の取り扱いを定めるべきです。

選定の不透明性・不公正

「スーパーシティ構想の実現に向けた有識者懇談会」の座長は、株式会社パソナグループ取締役会長でオリックス社外取締役でもある竹中平蔵氏です。オリックスの子会社は国家戦略特区の事業認定を受けており、利害関係者が有識者懇談会に加わっていることが国会でも議論されました。

利益誘導が行なわれる可能性があるので、本来なら、このような懇談会や委員会には、利害関係者を入れるべきではありません。

二〇二一年五月までに全国の三一自治体が、政府のスーパーシティ法国家戦略特区に申請していますが、その多くが、申請の段階で通信事業者などと協議を重ねて具体的な構想を提出しています。

スーパーシティに認定された後、改めて公募をして事業者を選ぶ仕組みになってはいますが、実際には、形式的な公募にすぎず、申請時にかかわった事業者しか選ばれない状況になることは容易に予測できます。

公的サービスが衰退するリスク

国家戦略特区に関わるコンサルトは、東京の企業が五〇%以上を占めており、投入された税金が東京へ還流されることになりそうです。民間事業者がスーパーシティ/スマートシティに参入しても採算が取れなければ撤退する可能性もあります。

自動走行車両が導入されることによって、今まであった公共交通機関が縮小されたり、廃止されることになるのではないでしょうか。キャッシュレス決済しかできない店舗ばかりになれば、高齢者や障害者にとって住みにくい都市にならないでしょうか。

挫折したスマートシティ

カナダ政府とオンタリオ州、トロント市は、使われなくなった水辺エリア約一二エーカー（約四万八五〇〇㎡）を再開発するために、「ウォーターフロント・トロント」を設立し、二〇一七年に、Ｇｏｏｇｌｅ傘下のサイドウォーク・ラボが事業を実施することになりました。スマートシティのタイプで言うと、グリーンフィールド型になります。

しかし、二〇二〇年五月、サイドウォーク・ラボは、新型コロナウイルスの流行を理由に、計画から撤退すると発表しました。撤退した背景には、情報の取り扱いに関する市民の不信と訴訟、決定にいたるプロセスで透明性が欠如していたことなどがあります。

サイドウォーク・ラボは、インターネットで構築されたコミュニティを作ろうと、この再開発地区で道路や店舗、公園を監視するカメラを数千台設置し、市民の移動データを収集するほか、電力使用やゴミ収集の効率を良くするために多数のセンサーを設置して情報を収集、解析する予定でした。

ＢＢＣによると、カナダの通信機器メーカー、ブラックベリー社の共同ＣＥＯだったジム・バルジレー氏は、この計画について「監視資本主義の植民地化実験だ」と痛烈に批判し、「カナダが過去三〇年間に打ち出した見当違いのイノベーション戦略の中で、最も愚かなだけでなく、最も危険な都市でもある」と述べています。

カナダ政府と州、市を提訴

Ｇｏｏｇｌｅ傘下のサイドウォーク・ラボが、市民の大量のデータをどのように利用するのか、市民の間で不信感が広がりました。二〇一六年のアメリカ大統領選挙において、政治コンサルティング会社のケンブリッジ・アナリティカがＦａｃｅｂｏｏｋを通じて約五〇〇〇万人の情報を集め、ドナルド・トランプ氏が有利になるよう、情報操作をしたこともあり、このような情報収集は、インフォームド・コンセントなしに実施される可能性が高い、と考えられました。

カナダ自由人権協会（ＣＣＬＡ）は、憲法で認められたプライバシー権が侵害される恐れがあること、ウォーターフロント・トロントには開発を許可する法的権限がなかったことなどを理由に、政府と州、市を二〇一九年四月に、提訴しました。

ＣＣＬＡのマイケル・ブライアント事務局長は「サイドウォーク・ラボの研究者たちは、市民の行動データから利益を得ている」と批判し、ウォーターフロント・トロントが、サイドウォーク・ラボとのパートナーシップを停止するよう、求めました。

透明性の欠如

サイドウォーク・ラボは、固定資産税を削減するのと引き換えに、当初予定されていた開発規模の一二エーカーから約二五倍の三〇〇エーカーに拡大し、次世代型の路面電車「ライトレール」の線路の建設も支援する計画でした。しかし、地元紙によると、この土地は数十億ドルの価値があります。

ブリティッシュ・コロンビア大学のアレクサンドラ・フリン准教授らによると、ウォーターフロント・トロントは入札書類を公開せず、サイドウォーク・ラボとの合意内容を一年近く公表しなかったといいます。「透明性と説明責任の面で欠陥があり、当初から一貫して公共の利益を守ることができていなかった」と、指摘しています。

また、ウォーターフロント・トロントの法的権限は非常に限定されており、サイドウォーク・ラボの包括的な計画を承認する権限を持っていない、とフリン准教授は述べています。

日本でもウォーターフロント・トロントの失敗から学ぶことは多いでしょう。情報公開を徹底することや透明性の確保だけでなく、市民のプライバシーが確保され、個人情報が守られるようにするべきです。

ＩｏＴなどの無線通信機器を利用した情報収集や人工知能（ＡＩ）による分析のシステムを構築するスマートシティには企業の専門知識が必要で、自治体は企業に頼ることになるでしょう。カナダでも、サイドウォーク・ラボに事業計画が一任されていたことが問題になっています。行政が企業をどのようにコントロールし、市民の権利と情報を守るのか、広く議論をするべきです。

ＡＩや5Ｇも活用

人口減少と少子高齢化が進む河内長野市は、ブラウンフィールド（既存都市）型のスマートシティ構想を策定し、政府に申請しています。かつて新興住宅地として造成された南花台《なんかだい》で、地域通貨の導入をはじめ、ＡＩや情報通信技術（ＩＣＴ）を活用した医療・健康サービス、完全自動運転による人の移動、ドローンによる物流、遠隔教育などを実施する計画です。

地域通貨とは、地域活動のボランティアや健康づくり、環境保護活動などに参加するとポイントがたまり、地域通貨をもらえる仕組みで、施設利用やサービス利用の本人確認として生体認証も導入する計画です。地域通貨を支払う時も生体認証を行ないます。誰が、いつ、どのような活動をしたかを把握できますが、監視社会の強化にならないでしょうか。

医療・健康サービスでは、ＡＩや５Ｇを利用し、自宅で遠隔診療を受け、ドローンが薬を運んでくる、というものです。しかし、家から歩いて病院へ行った方が健康維持に役立つでしょうし、歩くのが難しい人には通院に必要なタクシー代金を補助する方が現実的ではないでしょうか。
また、５Gを利用することで、電磁波被曝量が増え、健康に悪影響を与える可能性がありますとが世界的に問題になっています（第２章）。さらに、医療機器や医療機関は、サイバー攻撃に対してセキュリティが脆弱であるこ（第４章）。

３DマップやAI管制を導入して、ドローンが住宅地を飛行し、ドアまで荷物を運ぶことも検討されています。高齢者の外出困難や買い物難民化を防ぎ、人口減少による治安の悪化を防ぎ、災害時の対応力を高めるとされています。しかし、ドローン物流は課題が多く、実用化までには時間がかかりそうです（第４章）。

河内長野市は、二〇一四年から始めた南花台の団地再生モデル事業の一つとして、電動ゴルフカートを利用した移動支援を二〇一九年一二月から行なっています。スマートフォンや電話、パソコンで予約し、予約した時間に最寄りの場所から乗ることができるデマンド運行だけでなく、決められた路線や運行ダイヤに沿って利用する事ができる自動運転も予定しています。

この移動支援サービスで使われる電動カートは、地中に埋設された誘導線の磁力を感知して進む電磁誘導式です。埋設されたマグネットの上を走ると、車両のセンサが感知して電圧が発生し、コンピューターが信号を解析して車両を制御します。

NTTドコモが開発したAI運行バス・システムが、どの車両がどの順番で迎えにいくのが効率的なのかを、予約時の車両の位置や予約状況をもとに分析します。キャンセルがあってもAI

が新ルートを計算し、車両のタブレットパソコンに情報を送信します。

タブレットへの情報送信や車両の位置情報の把握にも無線通信を利用するでしょう。スーパーシティ構想として、この移動支援サービスをさらに進化させて完全自動運転にし、ドア・ツー・ドアのサービスを提供するという案も提出していますが、さらに無線設備が増えることにならないでしょうか。

健康への影響は？

日本の人口の三・〇〜五・七％は電磁波過敏症だと言われています。微量の電磁波で頭痛や耳鳴り、めまい、吐き気、不眠などの体調不良が起きる病気です。スウェーデンでは障害として認められ、障害者支援に関する法律で認められた範囲で、電磁波過敏症発症者もケアを受けてきました。二〇〇〇年の北欧閣僚会議で、スウェーデン、フィンランド、ノルウェーなど五カ国は電磁波過敏症を病気として認めています。

「スマート」になった社会で、電磁波過敏症患者は安全に暮らせるのでしょうか。

化学物質過敏症と電磁波過敏症を発症している東麻衣子さんは、南花台に実家があります。今は電磁波が低く、化学物質の影響も少ないので、過敏症で体調の悪い時や、自宅周辺で農薬散布等がある時は、実家に避難しています。しかし、このままスーパーシティ構想が進み、インフラとして５Ｇが整備されれば、避難したくても実家に戻れなくなる可能性があります。

東さんは化学物質過敏症のため、農薬や除草剤、タバコの副流煙、柔軟剤の香料などに反応し、頭痛、倦怠感、咳喘息の発作が起きます。化学物質過敏症と電磁波過敏症は併発率が高く、北條祥子博士の研究では、電磁波過敏症患者の八〇％は化学物質過敏症だと推計されています。東さんも電磁波に敏感で、Ｗｉ－Ｆｉやスマートメーター、携帯基地局などから発生する無線周波数電磁波にも反応し頭痛、めまい、皮膚の痛みなどが起きます。

「スマートフォンを耳につけると頭痛がするため、通話はスピーカーホンに切り替え、スマートメーターが設置された時はめまいで転倒したためアナログメーターに交換してもらい、パソコンは有線ＬＡＮ接続にするなど対策を取りながら生活をしている」そうです。

大阪市内を歩いていると、突然首元に鋭い痛みを感じ、後で調べたところ、５Ｇ基地局設置エリアだったこともあるそうです。

お子さんもアレルギー体質で、化学物質や無線周波数電磁波にも敏感で、自宅周辺で工事や農薬散布がある時は、実家がある南花台に子どもを連れて避難しています。しかし、スーパーシティが実現し、地域に５Ｇ基地局が増えれば、実家に帰ることは難しくなり、両親に介護が必要になっても、実家に行けなくなる可能性があります。

東さんは二〇二一年六月九日、河内長野市に要望書を提出し、実家から三〇〇メートル以内に５Ｇ基地局を設置しないこと、設置する前に説明会を開いて住民に周知すること、基地局を望まない住民に配慮すること、設置した場合は５Ｇ基地局であることがわかるよう表示をすること、などを求めました。

河内長野市議会でも要望書について質疑

東さんが提出した要望書は、六月一〇日の河内長野市議会でも取り上げられました。宮本哲議員は「スーパーシティのインフラとして、５Ｇ基地局が増える可能性があり、電磁波による障害が大きくなる可能性がある。アレルギーのある人がいることも理解してほしい」と訴え、東さんの要望書に対する感想を市に尋ねました。

同市総合政策部長は「昨日（東さんに）お越しいただき、そのようなアレルギーがあることを初めて知った。５Ｇになると相当、影響が出てくるのではないかとおっしゃっていたので、知識を深めて研究、検討をしていきたい」と答えました。

宮本議員は食物アレルギーを引き合いにだして、「当人にとっては生死に関わる問題でも、社会が気付いてその人に寄り添い、共存している。利便性の高いものには必ずリスクがある。利便性向上が、住民の安全安心につながるわけではないことを、認識して欲しい」と訴えました。

また、宮本議員のところには子育て中の住民からも、スーパーシティへの懸念を訴える手紙が寄せられているそうです。「個人情報や住民合意などさまざまな課題がある中で、南花台を実験台にするような事業を行なう考えはどこから出てくるのか、理解できない。多くの住民は置き去りになっているような気がしてならない」と記されていたそうです。

スーパーシティ構想と個人情報

三月議会でも、宮本議員はスーパーシティ構想に伴う個人情報の取扱や監視社会の心配、実験都市としてのリスクについて質問しています。

「政府は便利さを売り込んでいるが、住民は、住所、年齢、マイナンバー、顔写真、健康状態、貯金口座をはじめ詳細な個人情報を実施主体に提供する必要がある。これらの情報を実質的に実施主体となって、一手に管理するのは大企業だ。さらに、実施主体は国や自治体に、住民の公的データの提供を求めることができる」。

「個人情報保護法には、相当な理由、特別な理由があれば、国は個人情報を本人の同意なしで他の行政機関や地方自治体、地方独立行政法人などに提供できると規定している。国会審議の中で政府は、これは何が該当するのか個別に判断されると答弁しており、その基準というのは非常に曖昧だという。本人が知らないうちに、個人情報が実施主体の企業に持っていかれる、そういった可能性すらある」と指摘しました。

宮本議員は、議会や住民への説明をすることも市に求めました。市は二〇二一年三月、概要を説明したリーフレットを全戸に配布したと言いますが、宮本議員は「（リスクについては）小さな字で数行書かれてるだけ」だと批判しています。

個人情報が一元管理されるようになれば、監視社会へのリスクが一気に高まります。地域住民を対象にした情報公開と議論が必要です。

注

国土交通省都市局「スマートシティの実現に向けて」（二〇一八）

BBC. "Canada group sues government over Google's sidewalk Labs". April 16,2019.

Alexandra Flynn & Mariana Valverde. "Where the Sidewalk Ends : The Governance of Waterfront Toronto's Sidewalk Labs Deal". The Windsor Yearbook of access to Justice. (2019) vol.36, 263-283.

内田聖子「日米防衛機協定と日米デジタル貿易協定の何が問題なのか」（二〇二〇）

Nordic Council of Ministers. "The Nordic adaptation of classification of occupationally related disorders（disease and symptoms）to ICD-10" . 2000.

Hojo, S. , et al. , Bioelectromagnetics. 37（6）, pp353-372,2016.

第2章　５Ｇ電磁波は安全か？　環境・健康への影響

表1　マイクロ波とミリ波

無線周波数電磁波	用途
マイクロ波（3～30GHz）	携帯電話、スマホ、Wi-Fi、衛星通信
準ミリ波　（20～30GHz）	5G
ミリ波　　（30～300GHz）	短距離の無線通信、車載レーダー、電波望遠鏡、対人制圧兵器

5Gは必須のインフラ

東京都が「電波の道」を作ろうとしているように、一km²あたり一〇〇万台のIoT機器と同時に接続できる5Gは、スマートシティのインフラになります。しかし、携帯電話電磁波について、世界保健機関（WHO）の下部組織の国際がん研究機関（IARC）は、「発がん性の可能性があるかもしれない」と二〇一一年に認めています。欧州評議会（CoE）も、子どもや若者への健康影響に留意し、被曝量削減を加盟国に勧告しています。

5Gについて、どのようなリスクが指摘されているのでしょうか。現在の国際ガイドラインや総務省の指針値は、健康や環境を守るために適切な指針と言えるのでしょうか。

5Gで基地局とデバイスが増加

第4世代移動通信システム（4G）では、周波数〇・七GHz（ギガヘルツ）から三・五GHzのマイクロ波を利用しましたが、5Gでは周波数三・七GHzと四・

図1　図1　5Gネットワークのイメージ

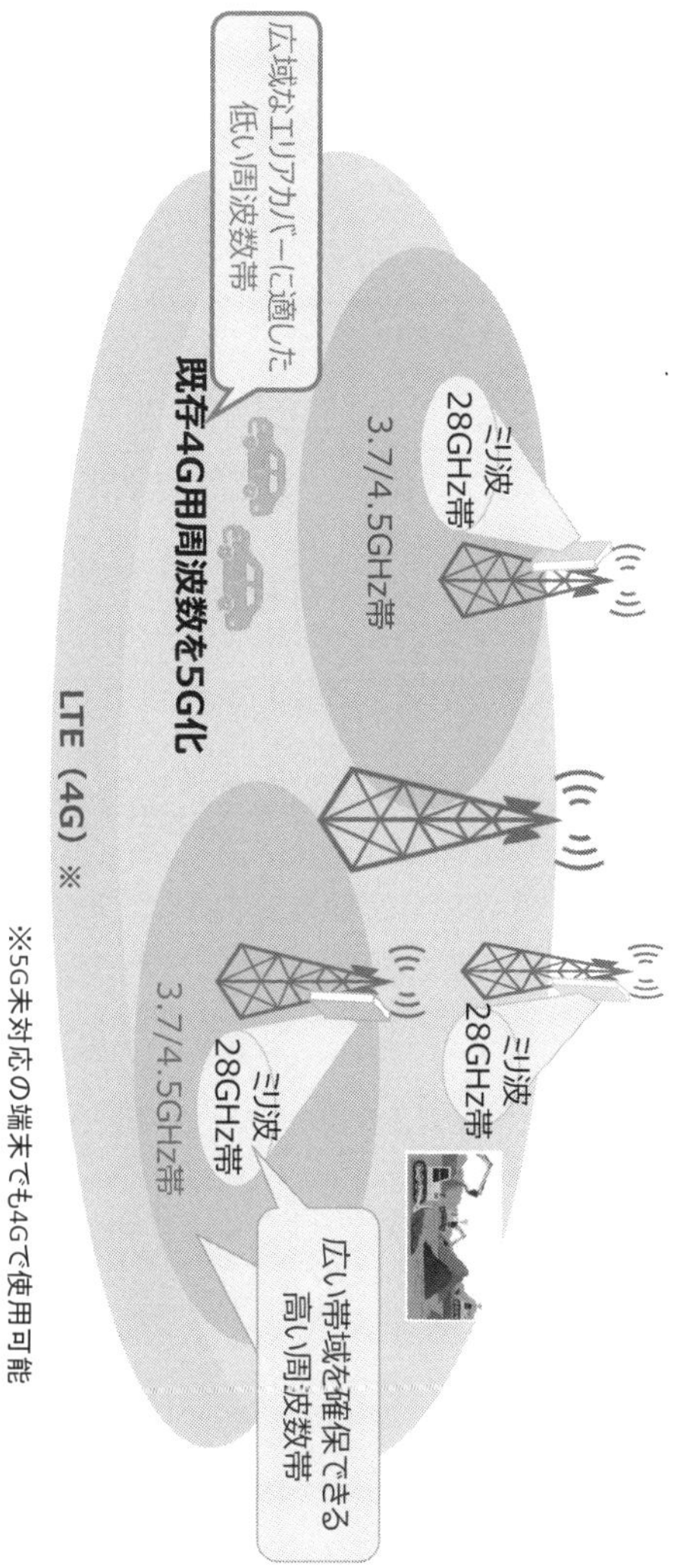

出典：総務省「５Ｇ・ローカル５Ｇの普及・高度化に向けた取組」（2020年）

五GHzのマイクロ波、そして二八GHz帯のミリ波も使います。無線周波数電磁波（国際ガイドラインでは周波数一〇〇kHz～三〇〇GHz）のうち、三～三〇GHzをマイクロ波と、二〇～三〇GHzを準ミリ波、三〇～三〇〇GHzをミリ波と呼びます（表1）。5Gで使われる二八GHzは正確には準ミリ波ですが、5Gで使われる周波数帯も「ミリ波」と呼ばれることが多いので、ここではミリ波と表記します。

電磁波は周波数が高くなるほど波長が短くなり、樹木やビルなど障害物や、雨や霧など大気中の水分の影響を受けやすいので、電波が届きにくくなります。ちなみに、マイクロ波の波長は一～一〇cmですが、ミリ波は一～一〇mmしかありません。

そのため、5Gの基地局は今までよりもカバーエリアが狭くなり、基地局の数が増えます（図1）。ある事業者は、周波数三・七／四・五GHzを使って広いエリアをカバーするマクロセル基地局だけでも、4Gの二倍必要だといいます。

基地局増加と近距離での被曝

欧州連合（EU）の報告書では、超高速・大容量・低遅延・多数機同時接続が特徴の5G通信網を構築するには、狭いエリアをカバーするスモールセル基地局を二〇～一五〇m間隔で設置する必要がある、と述べています。海外では電柱や屋根付きのバス停の屋根など、高さ二～三mの場所に設置されて被曝量が増えるので、「安全に歩けなくなる」と問題になっていますが、NT

Ｔドコモや ＫＤＤＩは、地下に基地局を埋める「マンホール型基地局」も開発しています。この場合、足下から近距離で被曝することになるでしょう。

５Ｇで使われるフェーズドアレイという通信技術は、アンテナに多数のアンテナ素子が内蔵されており、その角度と電波を発生させるタイミングを調整して、ユーザーの端末にむけて集中的に電波を照射することで超高速通信を実現します。しかし、強度を予測できない非常に高いホットスポットが形成されるので、ユーザーの被曝量は著しく増加すると考えられています。

各国の被曝規制値との比較

現在、多くの国は、国際非電離放射線防護委員会（ＩＣＮＩＲＰ）という、国際放射線防護学会（ＩＲＰＡ）の一部門が策定したガイドラインを採用しています。ＩＣＮＩＲＰは、電磁波に被曝してエネルギーが体に吸収され、体温が上昇する「熱効果」に基づいてガイドラインを定めていますが、温度が上昇しないレベルの電磁波でも「非熱効果」と呼ばれる有害な影響が起きるという報告が年々増えています。

ＩＣＮＩＲＰガイドラインでは、周波数一八〇〇㎒（一・八㎓）に対して電力密度九〇〇㎼／㎠を上限としていますが、日本とアメリカは同じ周波数帯について一〇〇〇㎼／㎠まで認め、ＩＣＮＩＲＰ指針を上回っています（図２）。

図２　各国の規制値の比較（周波数1800㎒に対する値）

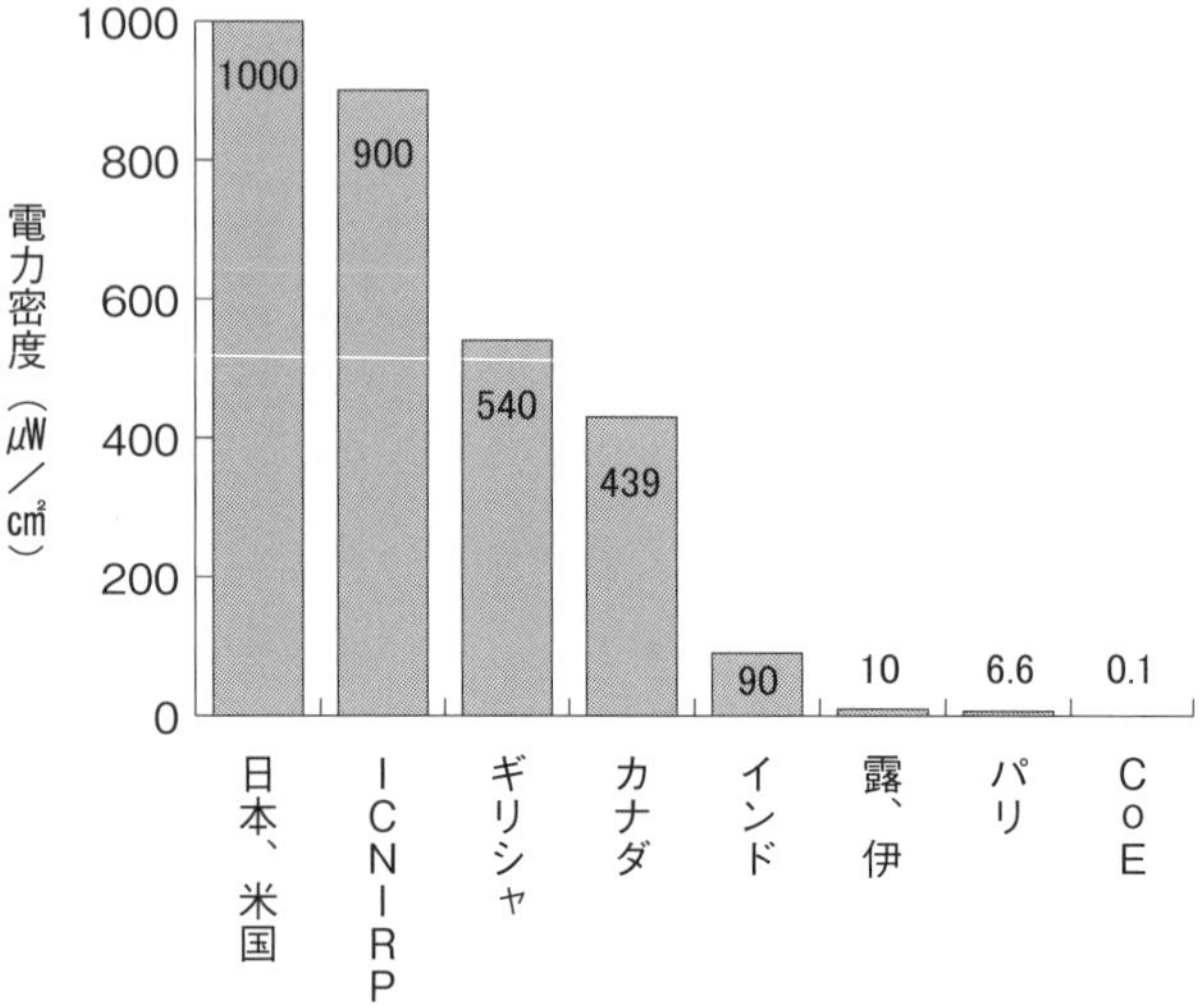

参考：総務省「各国の人体防護に関する基準・規制の動向調査報告書」（2018）ほか

以前は、ほとんどの国がＩＣＮＩＲＰに準じていましたが、携帯電話が普及するにつれて、携帯電話基地局周辺で頭痛や不眠、耳鳴り、めまい、食欲不振などの健康問題が発生し、携帯電話電磁波に関する実験研究でも有害な影響が報告されるようになったので、最新の研究データと予防原則に基づいて、規制値を厳しくする国や自治体が増えています。

例えば、ギリシャは、一般の環境ではＩＣＮＩＲＰの七〇％、学校や病院の敷地から三〇〇ｍ以内は六〇％以下にするよう規制し、インドは全土をＩＣＮＩＲＰの一〇％以下に抑えました。イタリアは、三段階の被曝規制を設け、大勢の人が集まる屋外での規制値として一〇㎼／㎠としています。フランスはＩＣＮＩＲＰに準じていますが、パリ市は高層の建物が大半なのでアンテナの近くで被曝する住民が多いため、携帯電話事業者と独自に協定を結び、六・六㎼／㎠規制を実施しています。

なお、カナダは日本やアメリカと同じ指針値を二〇〇九年に採用していましたが、二〇一四年までに発表された科学研究の結果を反映し、二〇一五年に四三九㎼／㎠に改定しました。カナダは、日本やアメリカ、ＩＣＮＩＲＰと同様に、電磁波に被曝して組織の熱が上昇する「熱効果」に基づいて値を定めているのに、上限値を一〇〇〇㎼／㎠から四三九㎼／㎠へ大幅に引き下げた点に留意すべきです。

ただし、ワシントン州立大学名誉教授のマーティン・Ｌ・ポール博士は、カナダが改定の際に非熱効果を考慮しなかった点を批判しました。熱効果が発生しない低レベル被曝（非熱効果）によって、細胞の電位依存性カルシウムイオン・チャネルが活性化し、カルシウムシグナル伝達や一酸化窒素（ＮＯ）の上昇、フリーラジカルの形成、酸化ストレスが発生するという報告が多数あるからです。これらの作用は、ＤＮＡの一重鎖／二重鎖切断、がん、男性・女性の不妊、メラトニンレベルの低下と睡眠障害、頻脈、不整脈、心臓突然死、うつ病の生物学的応答を説明すると指摘しています。

世界に先駆けて電磁波の研究を開始したロシアは、携帯電話基地局からの被曝量を一〇㎼／㎠以下とし、この基準は東欧諸国で広く採用されてきました。ロシアでは、一九五〇年代からさまざまな非熱効果の影響が報告されており、明らかな生物学的影響が起きると考えられてきました。

そのためロシア国立非電離放射線防護委員会の委員長、ユーリ・G・グリゴリエフ博士は、「西欧の基準は、一般の人々の電磁波被曝の実態にふさわしくない」と批判しています。とくに小児には独自の脆弱性があり、成長や発達に伴って臓器や器官が特定の環境的脅威に敏感になる時期があるので「成長期の子どもたちの安全を確保するために、より適切で厳格な基準を策定する必要がある」と述べています。

アメリカでは、連邦通信委員会（FCC）が一九九六年に発表した指針値が採用されていますが、米国会計検査院（GAO）は、米国食品医薬品局（FDA）や国立衛生研究所（NIH）、疾病管理予防センター（CDC）などに取材し、最新の科学文献も精査した上で、FCCの指針値は最新の結果を反映していないと批判し、「現在の被曝基準を正式に再評価し、適切と判断されれば規制を変更する」よう求めました。しかし、二〇一九年一二月、FCCは現在の基準を維持すると発表しました。

これを受けて、公衆衛生学者デブラ・ディビス博士が代表を務める教育調査団体環境衛生トラストと、消費者団体「CSCP」は、見直しを拒否するFCCは裁量を乱用し、法に従っていないと批判し、提訴していました。二〇二一年八月、ワシントンDCの控訴裁判所は、FCCが行政手続き法に違反していることを指摘し、無線周波数電磁波による有害性を示す科学的証拠を無視した理由を説明するよう命じました。裁判所はFCCに対して次の三点を命じています。

(1)　携帯電話やその他の携帯電子機器が、指針に準拠しているかどうかを判断するためのテスト手順を保ち続ける決定について、合理的な説明を提供すること。
(2)　無線周波数電磁波の子どもへの影響、長期曝露による健康への影響、無線機器の遍在性、およびＦＣＣが最後に指針を更新してから発生したその他の技術的発展に対処すること。
(3)　無線周波数電磁波の環境影響に対処すること。

人権や民主主義の分野で国際的な基準策定を主導する、欧州評議会（ＣｏＥ）は、二〇一一年、「電磁場の潜在的な危険性と環境影響におけるそれらの影響（決議１８１５）」を採択し、熱効果に基づくＩＣＮＩＲＰの科学的根拠には「深刻な限界がある」ので見直すように求め、屋内の被曝量を〇・六Ｖ／ｍ（電力密度換算で〇・一μW／cm²）、将来的には〇・二Ｖ／ｍ（〇・〇一μW／cm²）に減らすよう加盟四七カ国に勧告しました。同決議では、「子どもや若者への被曝を減らすために合理的な対策をとること」、「電磁波過敏症の人々に細心の注意を払い、彼らを守るための特別な対策を導入すること。それは無線ネットワークで覆われていない電磁波フリーのエリアを作ることを含む」と明記しました。

医師会が発表した厳しい指針

ＣｏＥよりも厳しい指針を出している組織もあります。オーストリア医師会は二〇一二年、電

表2　オーストリア医師会のガイドライン
「正常範囲内」は、1日に4時間以上過ごす場所で、無線周波数が0.0001㎼/㎠以下、長低周波磁場が0.2mG以下だ。

評価	無線周波数電力密度（㎼/㎠）	超低周波磁場（mG）
正常よりはるかに高い	≧0.1	≧4
正常より高い	0.001～0.1	1～4
正常よりやや高い	0.0001～0.001	0.2～1
正常範囲内	≦0.0001	≦0.2

磁波に関する健康相談が増えているため、医師のために診断・治療ガイドラインを作りました。

患者の職場や自宅の電磁波被曝状況を把握するための問診票をつくり、患者が専門家に電磁波測定を依頼し、測定結果を患者と医療者が共有するよう求めました。同医師会は、患者の被曝状況を四段階で評価し、正常範囲を〇・〇〇〇一㎼／㎠以下としています（表2）。

その四年後、欧州環境医学アカデミー（ＥＵＲＯＰＡＥＭ）は、電磁波関連の疾患を予防、診断、治療するためのガイドラインを発表しました。予防的指針値として、詳細なガイドラインを発表しています。夜間の被曝量を減らすため、日中より厳しい指針を設けました。また、電磁波の影響を受けやすい子どもや電磁波過敏症など、敏感な集団は健常者の夜間被曝よりも一桁低い、厳しい指針を採用しました（表3）。

このように、ＩＣＮＩＲＰ指針値よりはるかに厳しい値を、医療関係者は示しています。

ちなみにＥＵＲＯＰＡＥＭは、超低周波磁場の指針も示していま

表３　無線周波数電磁波に関するEUROPEAMの予防的指針（電力密度）

発生源	日中（μW/㎠）	夜間（μW/㎠）	敏感な集団（μW/㎠）
ラジオ（FM）	1	0.1	0.01
コードレス電話	0.01	0.001	0.0001
3Gまたは4G	0.01	0.001	0.0001
Wi-Fi（2.4/5㎓）	0.001	0.0001	0.00001

表４　超低周波磁場に関するＥＵＲＯＰＡＥＭの予防的指針

超低周波磁場	日中（mG）	夜間（mG）	敏感な集団（mG）
平均	1	1	0.3
最大	10	10	3

す（表４）。

熱効果に基づくICNIRP指針値

国際ガイドラインを作ったＩＣＮＩＲＰは、国際放射線防護学会（ＩＲＰＡ）の一部門として発足し、現在は、ドイツのミュンヘンに拠点を置く国際ＮＧＯとして登録されています。ドイツやオーストラリアなどの通信を所管する政府機関から多額の資金提供を受け、ＩＣＮＩＲＰの所在地として登録された住所は、ドイツ連邦放射線防護庁と同じです。

ＩＣＮＩＲＰのメンバーは業界団体とつながりが強いことで、何度も批判を受けてきました。５Ｇの導入開始に向けて二〇二〇年にガイドラインを改定しましたが、このガイドライン値では人々の健康を守れないと、強い批判を受けています。

改訂されたガイドラインは、周波数一〇〇キロヘル

表5　ICNIRPの新旧ガイドラインを電力密度で比較

周波数（MHz）	用途	1998年版（μW／cm²）	2020年版（30分間および全身での平均）（μW／cm²）	2020年版（6分間および局所での平均）（μW／cm²）
900	GSM, UMTS	450	450	2010
1800	GSM	900	900	3660
3500	5G、WiMax	1000	1000	4000
5500	WiFi5G	1000	1000	4000
26000	5G（ミリ波）	1000	1000	3090

参考：Hardell et al, Journal of Cancer Science and Clinical Therapeutics（2021）5（2）:250-285

表6　ICNIRPが考える体の部位ごとの正常体温と悪影響の閾値

カテゴリー	部位	正常体温	悪影響の閾値
タイプ1	上腕、前腕、手、太腿、脚、足、耳介、眼の角膜・前房・虹彩、表皮・真皮、脂肪、筋肉、骨	33～36度	+5度
タイプ2	タイプ1以外の頭部、眼、腹・背・胸部、骨盤	＜38.5度	+2度

ツ（kHz）から三〇〇GHzの無線周波数電磁波を対象にしており、この周波数帯には、5Gで使われる周波数が含まれます。

無線周波数電磁波に曝されると、体内に誘導電場が発生し、水分子や電子・イオンなどの荷電粒子に作用する過程で、電磁場のエネルギーの一部が運動エネルギーに変換されて健康に悪影響を与える可能性がある、とICNIRPは説明しています。

周波数六GHz未満の比較的低い帯域の電磁波に被曝すると、エネルギーが体の奥深くまで浸透しますが、六GHzと三〇〇GHzでは電力の八六%は皮膚正面（〇・二〜八ミリメートル）で吸収される、といいます。

人間の深部体温は、平均三七度で一日

の中で約一度、変動します。性別や年齢、時間帯、体を動かす状況、環境条件などによって異なりますが、ＩＣＮＩＲＰは「著しい温度上昇を制限するために」被曝上限としてガイドライン値を定めました。

周波数六GHz未満でも六GHz以上でも、三〇分間の全身被曝で四Ｗ／kg以下の被曝量であれば温度上昇を防げると想定しました。三〇分間での全身被曝の参照値は、無線通信で使われている主要周波数で比較すると、一九九八年版と同じで、規制が厳しくなっているわけではありません（表５）。

ＩＣＮＩＲＰ二〇二〇年版では、全身での被曝（三〇分間平均）と、体の一部（局所）だけの被曝（六分間平均）で、指針値が異なります。ＩＣＮＩＲＰは、過度の局所的な加熱が痛みや熱損傷を起こす可能性を考慮して、四一度以上の温度上昇を起こす被曝を有害だと考えています。腕や足などの平均温度は三三〜三六度なので温度上昇はプラス五度、頭部や眼、腹部は三八・五度以下なのでプラス二度を悪影響が起きる閾値としました（表６）。

しかし、熱効果を起こさない、低レベルの被曝でも人間の健康や環境に大きな影響を与えるという科学的証拠が十分にあり、非熱効果の発生を報告する研究は増え続けています。それにもかかわらず、ＩＣＮＩＲＰは非熱効果を全く考慮していません。

ちなみに、世界で最初に電磁波の研究を開始し、知見が豊富なロシアは非熱効果に基づいて被曝制限値を定めています。

ガイドラインの問題点

ＩＣＮＩＲＰのエリック・ヴァン・ロンゲン議長は、「新しいガイドラインが守られている場合、５Ｇ技術は害をもたらさない」と主張していますが、オランダのリーンデルト・フリエン博士は、「一般的な無線通信、とくに5G展開の障害を無くすことだけを目的にしている」と強く批判しました。

前述したように、ＩＣＮＩＲＰは短時間、強い電磁波に被曝して皮膚の温度が上昇する熱効果に基づいてガイドラインを策定していますが、熱効果が起きない弱い被曝レベルでも有害な生物学的影響が多数、報告されています。

非熱効果として、活性酸素や遺伝子損傷の増加、生殖機能の構造的・機能的変化、学習・記憶障害、神経学的障害、一般的なウェル・ビーイング（安寧）へのネガティブな影響などが挙げられています。また、微生物や昆虫、動植物などへの有害影響も明らかになってきました。

しかし、これらの科学的証拠が増えているのに、非熱効果に関する科学的証拠はまったく反映されず、２０２０年版でも熱効果にのみ基づいてガイドラインが作られたのです。

今、問題になっているのは弱い電磁波に長期間被曝していることですが、長期的影響は考慮されていません。フリエン博士は「１９９８年版との違いは、長期的な影響が含まれているという

表7　ICNIRPと各専門委員会の主要メンバーの重複

研究者名	ICNIRP	IEEE	EU	WHO	SSM
Emilie van Deventer	○	○	—	○	○
Simon Man	○	—	—	○	—
Maria Feychting	○	—	—	○	○
Gunnhild Oftedal	○	—	—	○	—
Eric van Rongen	○	○	○	○	○
Maria Rosaria Scarfi	○	—	○	○	○
Denis Zmirou	—	—	—	○	—
Theodors Samaras	—	○	○	—	—
Norbert Letigeb	—	—	○	—	—
Anssi Auvinen	○	—	○	—	—
Heidi Danker Hopfe	—	—	○	—	○
Kjell Hansson Mild	—	—	○	—	—
Mats Olof Mattsson	○	○	○	—	—
Hannu Norppa	—	—	○	—	—
James Rubin	—	—	○	○	—
Joachim Schüz	—	—	○	—	—
Zenon Sienkiewics	○	—	○	—	—
Olga Zeni	—	—	○	○	—
Anke Huss	○	—	—	—	○
Clemens Dasenbrock	○	—	—	—	○
Lars Klaeboe	—	—	—	—	○
Martin Röösil	○	—	—	○	○

参考：Hardell et al, Journal of Cancer Science and Clinical Therapeutics（2021）5（2）:250-285

印象を与えることだが（中略）長期被曝の存在または有害性は否定されている」と指摘しています。また、ＩＣＮＩＲＰは、実験期間が短か過ぎて、一貫した結果が得られない研究も「長期」としている点を、フリエン博士は問題視しました。

ミリ波基地局は、繁華街やショッピングセンター、ビジネス地区、主要な交通機関など、大勢が集まるエリアに導入されていますが、ＩＣＮＩＲＰガイドラインで認められた値では、短い被曝でも永続的な皮膚損傷につながる可能性があり、既存の被曝ガイドラインを再検討する必要性も訴えています。

利益相反—企業と研究者の関係性—

ＩＣＮＩＲＰは、ガイドラインを改定する際に、世界保健機関（ＷＨＯ）の国際電磁場プロジェクトが二〇一四年に出した報告書と、欧州連合（ＥＵ）の「振興および新規に同定される健康リスクに関する科学委員会（ＳＣＥＮＩＨＲ）」が二〇一五年に出した報告書、スウェーデン放射線安全庁（ＳＳＭ）の報告書（２０１５年版、２０１６年版、２０１８年版）を主な情報源としました。

しかし、これらの組織のメンバーの多くは、ＩＣＮＩＲＰや別の組織と重複しており（表7）、科学的に独立した状態ではありません。異なる組織の報告書を検討したと言っても、お手盛り状態です。エリック・ヴァン・ロンゲン博士はこれら全ての組織に加入し、マリア・ロザリア・スカラフィ博士もＩＣＮＩＲＰとＷＨＯ、ＥＵ、ＳＳＭのメンバーです。また、全ての組織に、業界団体であるアメリカ電気電子学会（ＩＥＥＥ）のメンバーが参加しています。

特に重複が多いのはＷＨＯ国際電磁場プロジェクトで、この組織は以前から業界との関係が強く、利益相反になっていることが問題視されてきました。同プロジェクトのマイケル・レパコリ委員長は、ＩＣＮＩＲＰの議長だったこともあります。

その後、同プロジェクトの代表になったエミリー・ヴァン・デヴェンター博士は、ＩＥＥＥのメンバーで、ＷＨＯ国際電磁場プロジェクトのオブザーバーとしてＩＣＮＩＲＰの主要委員会に参加していました。また、ＳＳＭ専門家グループのメンバーでもあります。

ＳＣＥＮＩＨＲの議長は、ＩＣＮＩＲＰメンバーで１９９８年版ガイドラインの策定に関わったアンダース・アールボム博士です。ＳＣＥＮＩＨＲは欧州委員会などを通じて消費者安全や公衆衛生、環境問題に関する科学的な助言をする「独立科学委員会」の一つです。

一方、科学的中立性を確保しようと努力している組織もあります。ＷＨＯの国際がん研究機関（ＩＡＲＣ）は、電磁波や化学物質など様々な物質・放射線の発がん性を評価・分類していますが、評価する委員会を立ち上げる際に、候補となる委員のリストを公開し、業界と繋がりのある研究者が含まれていれば報告するように求めました。無線周波数電磁波の影響を評価する委員会でも、業界との関係が理由でリストメンバーから除外された研究者がいます。

科学的な中立性を担保するには業界の圧力を回避することが必須で、ＩＡＲＣのように、委員を選ぶ段階から透明性を確保しなくてはいけません。

ちなみに二〇一七年、人々の健康を守るために、5Gの拡大を阻止するよう求める要望書がEUに提出され、約二三〇人（四〇カ国）以上の科学者が賛同署名をしています。しかし、これらの研究者はICNIRP、SCENIHR、SSMに選ばれていません。

日本の審議会でも利益相反が起きている

日本では一九九〇年に旧郵政省（現総務省）の電気通信技術審議会が「電波防護指針」をまとめました。この指針の対象となる周波数は、一〇kHzから三〇〇GHzで、テレビやラジオ、携帯電話、Wi‐Fiなどで使われる周波数が含まれます。

その後、体の近くで使われる携帯電話などの端末から発生する電磁波被曝の指針を明確化するため、郵政省は「生体電磁環境委員会」を設置しました。この委員会には医学、公衆衛生学、工学などの研究者をはじめ郵政省、環境庁、労働省、日本アマチュア無線連盟や電波産業会、日本民間放送連盟などの代表を含む二一人が参加しています。しかし、研究者一〇人のうち四人は、アメリカ電気電子学会（IEEE）の会員でした。

IEEEは、世界最大の技術者の専門機関で、一六〇カ国以上に三九万六〇〇〇人の会員がおり、そのうち約一〇万人が民間企業で働いています。電気通信や航空宇宙システム、電力、家電などさまざまな分野の技術者が所属し、スマートメーターやスマートグリッド、Ｗｉ‐Ｆｉなどの規格を策定しています。Ｗｉ‐Ｆｉの規格で「ＩＥＥＥ８０２・１１」がありますが、これもＩＥＥＥの一部門で開発されたものです。

二〇一五年には総務省の情報通信審議会が「低周波領域（一〇㎑以上一〇㎒以下）における電波防護指針のあり方」を答申していますが、この審議会のメンバー三〇人中七人がＩＥＥＥまたはその関連学会に所属しており、会長は東芝の相談役、西田厚總氏でした。工学、理工学、情報学、法学、商学の研究者はいますが、医学の専門家は含まれていません。

同審議会は「高周波領域における電波防護指針のあり方」についても二〇一八年に一部答申を出しましたが、会長はトヨタ自動車取締役会長の内山田竹志氏でした。

超低周波電磁波の指針を策定した、経済産業省の「電力設備電磁界対策ワーキンググループ」には一二人の委員がいますが、ＩＥＥＥの会員は三人います。

会長を業界団体の重役が務め、業界の利益に深く関わっているＩＥＥＥの会員が複数存在し、しかも九〇年以降は医学者を排除した状況で、適切な防護指針をつくることができるのでしょうか。

マネーロンダリング

欧州議会議員のクラウス・ブッフナー博士とミシェル・リパシ議員は、欧州議会から依頼を受けて、ＩＣＮＩＲＰの利益相反に関する報告書を二〇二〇年六月に発表しています。

ＩＣＮＩＲＰメンバーのほとんどが物理学者で医学的な資格を持つ人は一人しかいませんでした。しかも無線周波数電磁波の専門家ではありません。ブッフナー博士らは、「生物学的専門知識とリスク評価における科学的専門知識が欠如した自己満足の科学クラブ」に過ぎない、と批判しています。「ＩＣＮＩＲＰは科学的に中立で、通信業界から自由だと見せかけている。我々は、この調査で、それが『真実を弄ぶ』または単に嘘であることを示す」と述べています。

ＩＣＮＩＲＰは「非電離放射線の分野とは関係のない個人や企業からの寄付のみを受け入れる」と表明していますが、この報告書によると、オーストラリア放射線防護・原子力安全庁（ＡＲＰＡＮＳＡ）やドイツ連邦放射線防護庁（ＢｆＳ）など、電磁波の規制を行なう政府機関からの資金提供が多く、事実上、事業者からのマネーロンダリングが行なわれている、といいます。

オーストラリアやドイツ、日本など、ほとんどの国は、通信事業者に免許を発行し、事業者から電波利用料を集めていたり、電波オークションで売却していますが、これらの資金がオーストラリア政府やＷＨＯを通じてＩＣＮＩＲＰに流れているのです。

最も多額の資金提供を続けているのは、ＢｆＳを所管するドイツ連邦環境・自然保護・原子力安全庁（ＢＭＵ）で、ＩＣＮＩＲＰの年間収入の六〇〜八〇％を毎年提供しています。この他にもＡＲＰＡＮＳＡ、国際放射線防護協会（ＩＲＰＡ）、ＥＵ雇用社会プログラムなども資金提供をしています。

ブッフナー博士らは、「我々はＩＣＮＩＲＰを信頼することができず、真に独立した科学的助言が必要だ。欧州委員会（ＥＣ）、国家組織はＩＣＮＩＲＰへの資金提供をやめるべきだ。非電離放射線について、新しく、公的で十分に独立した諮問委員会をＥＣが創設する時だ」と訴えています。

科学的な妥当性

約二〇年前から携帯電話電磁波と脳腫瘍の関連性を研究してきた、スウェーデンのレナート・ハーデル博士も、ＩＣＮＩＲＰ２０２０年版は5Ｇに対する市民の懸念は認めたものの、健康保護の前提は熱効果のままであることを批判しました。「皮膚表面で熱効果を起こすミリ波にとって特に問題がある」と指摘しています。

アメリカ国立環境衛生科学研究所（ＮＩＥＨＳ）は、携帯電話電磁波の影響を調べる、大規模な動物実験を行ない、第2世代携帯電話（2Ｇ）や第3世代携帯電話（3Ｇ）の電磁波にマウスとラットを被曝させ、オスのラットの心臓で悪性腫瘍が有意に増え、脳と副腎でも腫瘍発生が確認されています。

ハーデル博士も、携帯電話を長期間使用すると脳腫瘍を発症する率が高くなることを示していますが、ＩＣＮＩＲＰはこれらの研究結果に反して、「がんの誘発や発生に関する無線周波数電磁波の影響がないことが証明された」と述べています。

「この結果は正しくなく、科学的な証拠によって否定される。ガンのリスク増加を示す豊富で説得力のある証拠と、その他のネガティブな健康影響の証拠がある。ＩＣＮＩＲＰ２０２０年版ガイドラインは、有害だとわかっているレベルに被曝することを許す。公衆衛生の観点から、ＩＣＮＩＲＰ２０２０年版ガイドラインは、独立した科学者による、本当に防護できるガイドラインに直ちに置き換えられるべきだ」と、ハーデル博士は述べています。

ＳＣＥＮＩＨＲ報告書にも問題が

ＩＣＮＩＲＰ２０２０年版ガイドラインの情報源として使われたＳＣＥＮＩＨＲの２０１５年報告書が、当時発表されていた科学的文献を恣意的にに選択していると、アメリカ、ワシントン州立大学名誉教授のマーティン・Ｌ・ポール博士は批判しています。ＳＣＥＮＩＨＲは二〇〇九年から二〇一三年に発表された文献を調べたと報告しています。ポール博士によると、無線周波数電磁波の非熱効果をテーマにした論文がこの期間に二二件ありましたが、ＳＣＥＮＩＨＲが言及したのは二件（九％）だけで、二〇件については引用も議論もしていません。

携帯電話電磁波へ被曝させた動物実験は、この期間に二三件報告されていましたが、ＳＣＥＮ

ＩＨＲが検討・引用したのはわずか四件（一七％）でした。

しかも、ＳＣＥＮＩＨＲが論文を適切に検討していない可能性があります。アメリカ、エール大学のタミール・Ｓ・アルダッド博士らは、八〇〇〜一九〇〇㎒の携帯電話電磁波に妊娠したマウスを被曝させると、仔マウスが成熟した段階で記憶力の低下、多動性の増加が確認されました。被曝量の多いマウスほど、神経伝達に関わる電流の周波数が低下したので、「神経活動の変化は、神経系の発達プログラムの変化による」と結論しました。

ところが、ＳＣＥＮＩＨＲは、この研究に対して、明確な理由も示さずに、出生前の携帯電話被曝と脳の発達の関連性を否定しました。

ポール博士は「アルダッド博士らの研究は実際の携帯電話を使用しているので、明らかになった影響は憂慮すべきものだ」と述べています。また、この研究が発表された後、同様の被曝実験が行なわれ、胎児の時に熱効果を起こさないレベルの弱い電磁波に被曝したマウスは、成熟した段階で神経学的影響や行動への影響が確認されています。ポール博士は「胎児期の電磁波被曝が成体期になるまで注意欠陥多動性障害（ＡＤＨＤ）のような作用を生じるという強い証拠だ」と指摘しました。

次世代を担う子どもたちを守るためにも、業界の影響を受けない中立的な研究者による評価が必要です。

なお、ＳＣＥＮＩＨＲのように、日本の総務省も科学的な文献を恣意的に選んで評価している可能性があります。筆者は二〇二〇年一月二五日、世界同時に行なわれた「グローバル・5Gプロテスト・デー」の一環として、参議院議員会館で院内集会を行ない、総務省などと意見交換を行ないました。

ＩＡＲＣは、無線周波数電磁波の発がん性を評価する際に、日本を含む一三カ国が参加した国際的な疫学研究と、携帯電話のヘビーユーザー（一日あたり三〇分で一〇年間利用）は脳腫瘍の発症リスクが一・四倍高くなるというレナート・ハーデル博士らの研究に基づいて評価しました。私はハーデル博士らの研究を引き合いに出し、脳腫瘍との関連性を総務省はどのように考えているのかを尋ねました。しかし、総務省は「その研究は把握していない」と答えました。

都合の悪い研究をなかったことにすれば、既存の指針値と企業の利益を守ることができるでしょうが、本当に守るべきなのは人々の健康と環境です。そのためには、恣意的に評価するのではなく、公正中立に評価する機関が必要です。

欧州議会も5Gの有害影響を指摘

欧州議会科学技術選択評価委員会（ＳＴＯＡ）は、二〇二〇年一二月、欧州での本格的な5G導入を前にワークショップ「5Gの健康と環境へのインパクト」を開き、専門家の見解を調べています。5Gはモノのインターネット（ＩｏＴ）の基盤となる技術ですが、「人間や動物の健康や環境にも新たな脅威をもたらす可能性がある」からです。

このワークショップでは、六人の専門家に下記の三つの質問をし、それぞれの見解を聴取しています。

(1)　ＩＣＮＩＲＰ２０２０年版の健康と環境への影響のリスク評価は、防護政策を立案するために、十分に強固で信頼性があるのか？

(2)　短期被曝による熱効果に基づいてＩＣＮＩＲＰのガイドライン値は、低レベルの長期被曝による害を回避するのに十分な防護性があるのか？

(3)　５Ｇの健康と環境への影響に関して、人々を安心させ、将来の賠償を最小限にするのに役立つ、独立した研究が十分にあるのか？

ミリ波の研究は圧倒的に不足

イタリアのラマッツィーニ研究所で化学物質や電磁波、ガンマ線の影響を研究しているフィオレラ・ベルポッジ博士は、ミリ波はこれまで主に軍事で使われており、今回、大規模な電話通信のために初めて使われることになったことを指摘しました。従来の1Ｇ～４Ｇの電磁波については、発がん性や生殖影響（とくに男性）、発達に関する研究が膨大にありますが、ミリ波については研究が不足している、と述べています。

十分に立証された研究があるのにＩＣＮＩＲＰが非熱効果を除外した理由と、人間に対しても動物実験でもミリ波による長期被曝の研究がないのに、ミリ波は公衆衛生上の問題ではないと主張した理由をＩＣＮＩＲＰに聞きたい、とベルポッジ博士は言っています。

そして、「リスク評価において注意が必要であり、ＩＣＮＩＲＰが提示した値よりも低い被曝レベルを維持すること」を求めました。

動植物にも悪影響が

ベルギー、ゲント大学のアルノ・シーレン准教授は、５Ｇ無線通信ネットワークによる間接的な影響にも留意するべきだと述べた上で、植物、菌類、動物に対する、無線周波数電磁波の直接的な影響に焦点を当てて回答しました。

「ＩＣＮＩＲＰは、動物や菌類、植物の無線周波数電磁波被曝による望ましくない生物学的影響を予防することに焦点を当てていない」と批判し、政策立案者がこれらの生物を守る政策立案をするなら、これらの生物に焦点を当てた科学的文献に基づいて意思決定をするべきだ、と提言しています。

現在の通信ネットワークは六㎓以下で主に運用されていますが、動植物に関する研究は非常に限られています。シーレン准教授によると、脊椎動物と人間を対象にした無線周波数電磁波

表８　動植物への無線周波数電磁波の影響を調べた文献数

周波数	文献数
6GHz以下の電磁波被曝に関する研究	無脊椎動物　＜100 ＊昆虫意外の無脊椎動物＜10 植物・菌類＜100
6～300GHzの電磁波被曝に関する研究	人間以外の脊椎動物＜150 無脊椎動物＜30 植物＜15 菌類＜15

STOA online workshop " Health and Environmental impact of 5G"（2020）より著者作成

被曝の文献は豊富にありますが、無脊椎動物の文献は非常に少なく（一〇〇件以下）、そのほとんどが昆虫を対象にしています。昆虫以外の無脊椎動物に関する研究は一〇件以下しかありません。植物と菌類に関する研究も一〇〇件以下だといいます。

５Ｇではミリ波（日本では二八GHz、欧州では二六GHz）を利用しますが、周波数六～三〇〇GHzの無線周波数電磁波を用いた研究は、さらに少なくなります。人間以外の脊椎動物を対象にした研究は一五〇件以下、無脊椎動物は三〇件、植物と菌類についてはそれぞれ一五件以下しかありません（表８）。

「無線周波数電磁波被曝と潜在的な影響の関連性を明らかにするために、もっと研究が必要だ」とシーレン博士は述べています。

フランス、クレルモン＝フェラン大学の元教授、ジェラール・レドワ博士は、ＩＣＮＩＲＰガイドラインは生物学的な根拠がかけていると批判しています。「健康リスクを評価するのに用いられた文献は最新情報とは程遠く、最も新しい文献だけでなく既存のデータもごく限られたものしかない」、「無線周波数電磁波の影響を立証した研究は数千件以上あるが、ＩＣＮＩＲＰの報告書で提示された科学的データにはバイアスがかかっていることを示している」といいます。

局所被曝については、ミリ波被曝の後、遺伝子の変化を多くの研究が報告しており、「ＩＣＮＩＲＰの現在の制限は生物学的な反応を防ぐにはゆるすぎる」と述べています。

５Ｇは世界中で利用されていますが、「健康と環境に対する潜在的リスクに関する研究が欠けている。現在入手可能なデータを比較するためにも、モラトリアムが必要だ」と訴えました。

政府が資金提供した研究に比べて、企業からの出資を受けた研究のほとんどは、無線周波数電磁波に被曝した細胞と被曝していない対照群の間に差がなかったと報告しています。そのため「圧力団体から真に独立した研究が必要だ。パブリック・ファンディングで研究チームを作ることが奨励される」と提言しました。

このワークショップで、欧州議会のミシェル・リパシ議員は「ＩＣＮＩＲＰは、５Ｇには不確実性がなく、誰もが保護されていると述べている。しかし、ＩＣＮＩＲＰが扱っているのは人間だけで、環境は対象外だ。とくにミリ波の研究には大きな知見の溝がある」と指摘しました。

さらに、リパシ議員は、独立した委員会による評価を行なうために、欧州に専門家グループを設立し、安全性が確認されるまで５Ｇを一時停止するべきだ、と言っています。

被曝を減らす必要性

さらに、欧州議会科学技術選択評価委員会（ＳＴＯＡ）は、５Ｇの健康・環境影響について、フィリオラ・ベルポッジ博士、アルノ・シーレン博士らに研究を委託し、二〇二一年五月末にその研究発表会を開催しました。

ベルポッジ博士は、周波数四五〇MHzから六GHzの無線周波数電磁波にはおそらく発がん性があり、男性と女性の不妊に影響をあたえ、胎児や新生児に有害な影響を及ぼす可能性がある、と報告しました。

周波数二四〜一〇〇GHzのミリ波については、生殖や発達、発がん性について適切な実験が行なわれていない、と指摘しました。

ベルポッジ博士は、次のような方針を推奨しました。電磁波への被曝が少ない携帯電話を開発すること、携帯電話基地局からの電磁波被曝を減らすために被曝制限値を改正すること、職場や家庭、公共施設などで電磁波被曝を減らす対策を採用すること、５Ｇの長期的な健康影響を評価するために科学的調査と5Ｇ被曝量をモニターする方法を促進すること、５Ｇに関する情報キャンペーンを推進することです。

ベルギーのアルノ・シーレン博士は、野生生物は無線通信の電磁波にさらされており、とくに植物や菌類、無脊椎動物への影響についてさらに研究が必要だと訴えました。携帯電話基地局の近くで環境中の電磁波被曝をモニタリングすることなどを提言しています。

5G電磁波は「おそらく発がん性がある」

これらの検討を踏まえて、EUの欧州議会科学技術選択評価委員会（STOA）は、二〇二一年七月、5Gの安全性を検証した報告書『5Gの健康影響』を発表しました。

STOAは、周波数四五〇MHz～六GHz以下の帯域と、ミリ波（周波数二四～一〇〇GHz）に分けて、発がん性や生殖影響を評価した結果、六GHz以下の電磁波は「ヒトに対しておそらく発がん性がある」と結論しました。国際がん研究機関（IARC）は五段階で発がん性を評価しており、無線周波数電磁波をグループ2Bの「ヒトに対して発がん性の可能性があるかもしれない」に分類しましたが、STOAの結論はその一段階上のグループ2Aに該当する判断を下したことになります。

生殖影響については、男性の生殖脳力に対して明らかに影響があり、女性の受胎能力と胚、胎児、新生児の発育に悪影響を及ぼす可能性がある、と判断しました。一方、ミリ波の研究は非常に少ないので、影響を評価できるほどの十分な知見がないと判断しました。日本ではすでにミリ波基地局が設置され、運用されていますが、現状では、リスク評価ができるだけの科学的な証拠すら存在しないのです。

ＳＴＯＡは、五つの政策案も示しました。端末への対策としては、電磁波の被爆量が少なく、体から一定程度離れている時にだけ作動する携帯電話を開発し、製造することを提案しました。携帯電話基地局からの被曝を減らすために、学校や職場、住宅、公共施設などに光ファイバー回線を設置することや、高齢者や子ども、電磁波過敏症発症者など、とくに電磁波の影響を受けやすい集団を保護するために、住民が集まる場所を「無線周波数電磁波の禁止区域」にすることも提案されました。タバコの受動喫煙を減らすために、禁煙区域がつくられたように、電磁波の受動被曝を減らすというアイデアです。

重要なのは、現在の指針値を改定するよう求めたことです。ＥＵも国際非電離放射線防護委員会（ＩＣＮＩＲＰ）の指針値に準じていますが、ロシアやイタリアのように厳しい指針値を採用することは「ＥＵの持続可能性を達成するのに役立つだろう」と述べています。

これらの政策が採用されれば、世界全体に大きな影響を与えることになるでしょう。例えば、電磁波被曝が少ない携帯電話の開発が採用されれば、世界中のメーカーが開発を始めることになります。

研究の八七％が昆虫への影響を報告

近年、野生のハチの減少も世界中で報告されていますが、アメリカ、スミソニアン研究所のエドアルド・E・ザッターラ博士らはデーターを分析し、一九九〇年以降、ハチの種数が減少し続けていることを確認しました。野生のハチは重要な花粉媒介者（ポリネータ）で、花を咲かせて種子をつくる顕花植物や大半の農作物の受粉に関わっています。しかし、二〇〇六～二〇一五年に確認された種は、一九九〇年以前に比べると約二五％少ないことがわかりました。ザッターラ博士らは、「花粉媒介者がさらに減少しないよう、迅速な行動が必要」と述べています。

ドイツ、フライブルク大学のアラン・ティル博士らは、電磁波が昆虫に与える影響を調べた論文八三本をレビューし、そのうちの七二本（約八七％）で、影響が確認されたと報告しました。主な影響は、方向感覚の障害や生殖能力の低下、反応速度の低下、飛行動態の変化、食物発見の失敗、概日リズムの障害、DNA鎖切断数の増加、ミトコンドリアの損傷、免疫系の異常などでした。

ごく弱い電磁波への被曝でも数カ月後に有害影響が確認された研究もありました。国際非電離放射線防護委員会（ICNIRP）は、周波数一・八GHzの電磁波について上限を九〇〇μW／cm²としていますが、ティル博士らは、ICNIRPの一〇〇分の一のレベルでも影響を及ぼす可能性があり、携帯電話通信のネットワークを拡大する場合、昆虫の生息地を保護することや、農薬などの他の有害物質との相互作用について研究を進めるよう求めています。

ヨーロッパの都市部では、5Gで狭い範囲をカバーする「スモールセル」基地局を約二五〇m間隔で整備する計画ですが、都市部の昆虫の大半が影響を受ける可能性がある、とティル博士らは指摘しています。東ヨーロッパ諸国は一〇μW／cm²を上限とする厳しい規制を行なっていますが、ICNIRPに従う国が多い西ヨーロッパでは5Gエリアの拡大が被曝量を著しく増やすので「昆虫への有害作用を避けられない」といいます。

昆虫が減少すれば、昆虫を主な食糧とする野鳥など生態系全体に影響が出る可能性もあります。ハチの減少には、ネオニコチノイド系農薬や気候変動による気温上昇、開発や生息域の破壊など、さまざまな要因が考えられますが、電磁波が関わっている可能性も検討するべきでしょう。本当に農作物の減少に関わるとしたら、大問題です。

また、人体だけでなく、昆虫に有害な影響を及ぼさないよう、5G電磁波が昆虫に与える影響を研究し、生態系の保護を考慮した電磁波規制が必要です。

5Gで使われるミリ波の影響

日本では二〇二〇年九月からミリ波5Gが始まりましたが、その安全性も立証されていません。スロバキアのイゴール・ベルヤエフ博士は、「5G技術とモノのインターネット（IoT）が、生物相と人間の健康にどのような影響を及ぼすのかは明らかになっていないが、ホメオスタシス（恒常性：体内諸器官が外的環境の変化に応じ、体内環境を一定に保つこと）の調節におけるミリ波の基本的な役割の可能性と、ミリ波が大気中にほとんどないせいで、この種の放射線へ適応できない可能性があることから、慢性的なミリ波への被曝による健康影響は、他のどの周波数よりも重大である可能性がある。健康の観点から、５Ｇ技術の実施は時期尚早である。潜在的に有害な５Ｇ信号を排除するために、ヒトの細胞、動物およびヒトの長期曝露による研究が必要だ」と述べています。

イタリアのアゴスティーノ・ディ・キアラ博士は、世界全体の病死の二三％と障害調整生存年（ＤＡＬＹ：障害の程度・期間を加味して調整した生存年数）の二二％は環境リスクに起因しているので、一次予防の観点から健康ハザードの世界的負荷を低下させる必要性に言及しています。さらに、ミリ波が皮膚温度の上昇、遺伝子発現の変化、酸化ストレス、炎症と代謝の過程に関連するタンパク質の細胞増殖、目の損傷、神経筋系に影響することを示しました。ミリ波を利用する機器は低出力で動作するので、表面組織の被曝のみが想定されていますが、出力が低いせいで高密度のスマートセルが必要になってデバイスが増加し、無線周波数電磁場への被曝が増える、とも述べています。

「被曝影響は表在性組織に限定されるが、皮膚血管や周囲組織への照射が起きるので、全身的な影響を除外することはできない」、「すでにある科学的結果は、予防原則の尊重を呼び起こすのに十分」であり、新たな通信ネットワークの開発は、「環境衛生の分野で活動している公的機関の適切かつ積極的な関与、既存の被曝限界の改定、および被曝集団におけるリスクレベルの低減を目的とした政策と並行して進められるべきだ」と述べています。

イスラエルのアナ・コクネワ博士らは、皮膚に二〇〇〜五〇〇万個ある汗腺管が螺旋構造を持ち、短波や長短波を送受信するヘリカルアンテナの形状と似ていることに注目しました。コクネワ博士らは、ミリ波や準ミリ波などの非常に周波数が高い電磁波に対して、汗腺管がアンテナのように作用することを実験で確認し、ミリ波や準ミリ波に対して皮膚が明確な反応を示しているので、通信産業界が５Ｇに向けてこの周波数帯の利用を開始する前に、さらなる研究が必要だと述べています。

アメリカのロナルド・Ｎ・コストフ博士らは、「４Ｇも５Ｇも、信頼できる現実のシナリオで安全性をテストされたことはない」と指摘しました。ほとんどの実験は単独の搬送周波数を照射し、変調信号やパルス波は含まれていません。模擬被曝で有害な影響が認められた研究は五〇％ですが、市販の機器を使った実験では一貫性を持って有害作用が一〇〇％認められている、と述べています。すでにある有害な無線周波数電磁波環境に５Ｇを加えることは、存在が示されている有害な健康影響を悪化させると警告し、「実際の条件下での５Ｇ健康影響の可能性について、さらに多くの研究と試験が必要である」と述べています。

オーストラリア、ニューサウスウェールズ大学のプリヤンカ・バンダーラ博士らは、無線周波数電磁波による酸化ストレスに関する最近の実験をレビューし、全二四二件のうち八九％で酸化損傷または抗酸化レベルの指標の変化を報告していました。さらに、ミリ波の酸化ストレスに関する実験研究論文をデータベースで検索し、ヒットした全六八件を確認すると、生物学的影響を示したものは七七・九％を占め、影響なしは一九・一％に止まり、不確かな影響を報告したものは二・九％でした。

バンダーラ博士らは、「5Gの支持者は、5G電磁波は皮膚への影響が最小限で、どのような作用もわずかな皮膚の加熱に限定されると主張し、健康リスクに関する懸念をしばしば否定する。皮膚は人体で最大の器官であり、神経免疫系および神経内分泌系の重要な部分であることを医学界は理解している。5Gミリ波以下で皮膚を透過する紫外線UVAとUVBはヒトの健康と福祉に深刻な影響を及ぼすことがわかっている」。「情報に通じた科学者及び臨床医として、著者らは公衆衛生を保護するために5Gの安全性に関するオープンで建設的な議論を促す。地球の電磁汚染はすでに過剰であり、それは地球上の生命の健康と福祉に影響を与えている」と述べています。

参照文献

ＩＣＮＩＲＰ、電磁界（一〇〇kHz～三〇〇GHz）へのばく露制限に関するガイドライン（二〇二〇）
Hradell L.et al, Journal of Cancer Science and Clinical Therapeutics（2021）;5（2）: 250-285
Buchner K. & Rivasi M. "ICNIRP-Report : Conflicts of interest, corporate capture and the push for 5G"（2020）
Bandara P. et al.ACNEM Journal, 39（1）,pp27-34, 2020
Pall M. " 5G : Great risk for EU, US, and international health! Compelling evidence for eight distinct types

of grear harm caused by Electromagnetic field（EMF） exposures and mechanism that causes them”（2018）

Microwave News. “ICNIRP’s Principal Patron : Germany”June,2020

Microwave News.“ Italy’s 6V/m RF limit at risk” May,2021

STOA online workshop “ Health and Environmental impact of 5G” （2020）

STOA. Presentation of the studies. “Health impact of 5G and Environmental impact of 5G” （2021）

Zattara & Aizen, One Earth, （2021） 4 : 114-123

Alain Thill, Umwelt Medizin Gesellschaft （33） 3/2020

Pall ML. Rev Environ Health; 30 （2） : 99–116.2015

Grigoriev YG. Dosimetry in Bioelectromagnetics.pp315-337.2017.

US Government Accountability Office. “Report of Congressional Requesters Telecommunications : Exposure and testing requirements for mobile phones should be reassessed” 2012.

Parliamentary Assembly. “Resolution 1815 The potential dangers of electromagnetic fields and their effect on the environment” 2011.

Belyaev I. 2019 14th International Conference on Advanced Technologies, Systems and Services in Telecommunications （TELSIKS） , pp111-116,2019

Di Ciaula A..International Journal of Hygiene and Environmental Health, 221,pp367-375,2018

Kochnev A. Terahelts Science and Technology,11 （2） ,pp44-56,2018.

Kostoff RN., et al. Toxicology Letters, 323,pp35-40,2020

Guideline for Austrian Medical Association for diagnosis and treatment of EMF related health problems and illness（EMF syndrome)

Velyaev I. et al. Rev Environ Health（2016)31（3）: 363-397

STOA, European Parliament. “Health impacts of 5G”（2021）

第3章

宇宙に広がる通信ネットワークと環境汚染

通信衛星の環境影響

ビッグデータやＡＩ、無線通信などの情報通信技術（ＩＣＴ）の活用は宇宙にも展開しています。通信事業者は、衛星を多数打ち上げて地球のどこでも利用できるようにする計画を進めており、気象や地形に関する情報など地上の様々な情報を把握するリモートセンシング衛星の利用増加も見込まれています。総務省の報告書でも「ＩｏＴや５Ｇが有効な空間は、地球上の海洋域や上空だけでなく、宇宙空間まで広大な空間まで広がる」ので、多彩な通信技術の連携を加速し、５Ｇ、ＩｏＴ、ブロードバンド通信ネットワークの連携の技術検証などを行なう必要性を認めています。二〇三〇年から始まる６Ｇや高度化された５Ｇ「５Ｇ Ｅｖｏｌｕｔｉｏｎ」では、ミリ波よりさらに周波数が高いテラヘルツ波（周波数三〇〇GHz～三THz）を使って、地上、海、空、宇宙を繋ぐ技術開発と整備を同時に進める方針です。

高高度無人機（ＨＡＰＳ）

携帯電話事業者は、通信装置を搭載した「高高度無人機（ＨＡＰＳ、Ｈｉｇｈ Ａｌｔｉｔｕｄｅ Ｐｌａｔｆｏｒｍ Ｓｔａｔｉｏｎ）」を、上空二〇kmの成層圏に飛ばし、通信サービスを行なう計画を進めています。

成層圏は気温がほぼ一定で、雨や曇りなど、地上の天気の影響を受けません。地震や台風などの災害によって、地上の基地局が使えなくなった場合でも、通信を提供できます。

ＨＡＰＳは、一基だけで半径一〇〇㎞（直径二〇〇㎞）をカバーすることが可能です。カバーエリアが一挙に広くなるので、電波が届かない圏外エリアを大幅に減らすことができ、離島などの通信ネットワークが未整備の地域でも通信が可能になります。

ＮＴＴドコモは二〇二一年二月、市街地と山林、離島という異なる環境で、受信装置を積んだ小型飛行機で実験をしています。

二〇二〇年、ソフトバンクの子会社、ＨＡＰＳモバイルは、ソーラーパネルを搭載し、成層圏を周回して携帯電話サービスを行なう無人飛行機「サングライダー」のテスト飛行を行ない、上空約二〇㎞に到達しました。

なお、二〇二一年六月、ソフトバンクは、アフリカ三二カ国や国際機関、世界的な民間企業が加入する「スマート・アフリカ」と、アフリカで低価格なブロードバンドサービスを提供することで合意しました。通信衛星やＨＡＰＳなどを用いた非地上系ネットワークで、無線通信を提供する方針です。ただし、波長の短いミリ波は直進性が強く、建物や樹木などの障害物や、雨や霧などの影響を受けやすく、電波が届きにくくなります。ミリ波を用いた５Ｇ通信（周波数二八㎓）でも、降雨時の通信品質の劣化が課題になっていますが、ＨＡＰＳで使うミリ波は周波数三八・

〇～三九・五GHzを中心にした帯域で、5Gよりさらに周波数が高いのです。

しかも、6Gではミリ波よりもさらに周波数が高く、波長が短いテラヘルツ波（周波数三〇〇GHz～三THz）が使われます。上空からミリ波やテラヘルツ波を使って通信するより、早くて確実な通信を望むなら有線回線の方が確実なのではないでしょうか。

HAPSは上空二〇kmの成層圏を周回し、基地局として働くのですが、成層圏を吹く風の影響でHAPS機体は常に揺れ動いています。しかも、HAPSは、広範囲をカバーするので、HAPSの真下と、カバーエリアの端では、通信距離が大きく異なり、カバーエリアの端に近づくほど通信品質が低下するでしょう。波長が短く、直進性の高いミリ波を使う場合、基地局を安定してカバーするには、まだ技術的な課題が残されています。

また、ミリ波やテラヘルツ波が人体や動植物にどのような影響を与えるのかも、まだ十分に研究されていません。近年、携帯電話電磁波も、人間だけでなく、動植物に深刻な影響を与えていることが報告されるようになりました。そのため人間を基準にした電磁波規制ではなく、動植物を守るための基準が必要です。

大規模な通信衛星群

アメリカのスペースX社だけでも、約四万二〇〇〇基の小型の通信衛星を高度三五〇～五五〇

表1　軌道の種類

名称	高度
低軌道（LEO）	高度2,000km以下。国際宇宙ステーション（ISS）は400km に位置し、350～550kmにはメガコンステレーション衛星が投入されつつある
中軌道（MEO）	高度2,000～36,000km。GPS衛星は約20,000kmに位置している
静止軌道（GEO）	高度36,000km。地球の自転速度と同じなので、地球から見ると衛星が静止しているように見える。通信衛星、気象衛星、放送衛星などがある
高軌道（HEO）	高度36,000kmの外側

kmの低軌道（表1）に打ち上げ、地球全体をとり囲むように通信ネットワークを構築しつつあります。このような地球規模の通信ネットワークは、遠洋を航海中の船や航空機、山岳地域、砂漠、極地など、地上に配備された携帯電話基地局の通信網がカバーできない地域でも通信を可能にするでしょう。

スペースX社は、二〇二〇年から、アメリカ北西部、カナダとイギリスの一部でサービスを提供しています。初期費用として五〇〇ドル（家庭に設置する衛星アンテナとルーター）が必要で、毎月の利用料は月額九九ドルです。二〇二一年六月には一八〇〇機を超える衛星が展開され、八月からは北極と南極を除く全世界でサービスが利用できるようになり、九月から高速インターネットも使えるようになると、同社のCEOのイーロン・マスク氏らは発表しています。

衛星コンステレーション

スペースX社のように、安価で小型な通信衛星を打ち上げてネットワーク化する方法を、衛星コンステレーションと呼びます。コンステレーション（constellation）は英語で「星座」を意味し、数十から数千基の衛星を星座のように繋げてネットワークを作り、運用するのです。

近年は、メガコンステレーションとも呼ばれる、大規模なコンステレーションが増えています。イギリスのOneWeb社は合計で九〇〇機を打ち上げ、中国も約一万三〇〇〇機のメガコンステレーションを打ち上げる計画です。

静止衛星の場合、高度約三万六〇〇〇kmの静止軌道に打ち上げ、三基あれば地球全体をほぼカバーできます。ただし、地球から離れるほど電波が届くのに時間がかかるので、通信速度は遅く、北極や南極の周辺はカバーできません。

一方、衛星コンステレーションの場合、低軌道または中軌道に打ち上げられ、北極と南極を通る極軌道を周回します。そのため極域を含む地球全体をカバーでき、高速・低遅延（送受信のタイムラグが少ない）の通信が可能になりますが、衛星の寿命は短く、定期的に交換する必要があります。また、衛星の数が劇的に増加するので、宇宙を高速で移動する「宇宙ゴミ（スペースデブリ）」との衝突リスクが高まります。

しかも低軌道は、地球観測衛星や気象衛星など、多数の衛星が存在する、最も利用頻度の高いエリアで、急激な衛星増加の影響が懸念されています。

従来の通信衛星やリモートセンシング衛星は、製造コストが数百億円にもなる高性能で大型の衛星が主流でしたが、コンステレーション通信衛星は小型で、一機あたり数千万円から数億円です。ただし、膨大な数を打ち上げるので、全体的なコストは大きなものになります。

リモートセンシング衛星の増加

リモートセンシング衛星も増えていくでしょう。リモートセンシングとは、対象物が放射・反射する光や電磁波を利用して対象物の大きさ、形、性質などを把握する技術です（図1）。オゾン層を破壊する大気汚染物質や、雲・雨・水蒸気、風、海面温度などの気象に関わるデータ観測、地形観測などを行なっています。

近年は天気予報や地形データを作成するだけでなく、ＡＩやビッグデータの解析をすることで、新たなビジネスにつながっています。

アメリカの地理空間分析会社、オービタルインサイト社は、衛星画像をＡＩで解析し、マーケティングなどに利用できるよう付加価値をつけたデータを提供しています。

例えば、スーパーマーケットなどの駐車場に、いつ、何台の車が止まっていたかを把握し、集客力や季節ごとの変動などの情報を販売します。また、石油タンクの映像を解析して、石油タンクの場所や規模のほか、蓋の高さから石油の備蓄量を推定して、貯蔵量や時間的変化を割り出すサービスも行なっています。

図1　リモートセンシングの仕組み

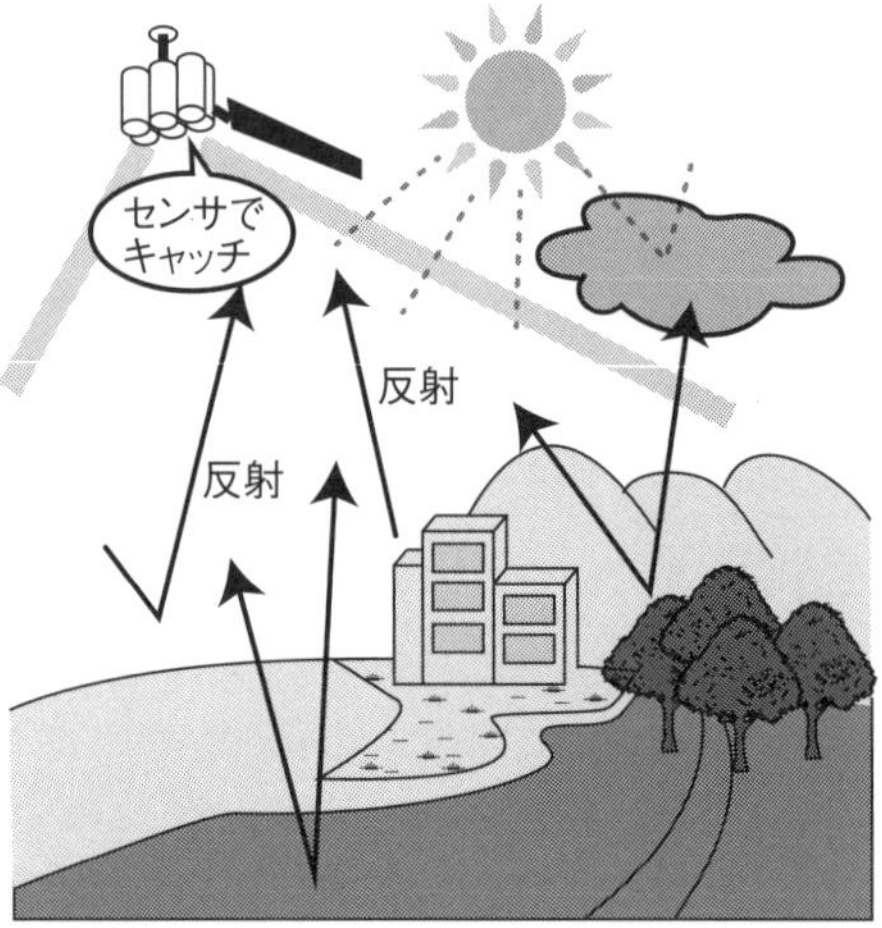

出典：JAXAホームページ「宇宙からの地球観測」

日本のウェザーニュース社のリモートセンシング衛星は、北極海航路の運行を支援するほか、流氷情報を海運会社に提供したり、マラッカ海峡や中東沖での海賊被害防止対策に寄与しています。

私たちの生活にも密接に繋がっているリモートセンシング衛星も、急増する通信衛星の影響を受けると考えられています。

アメリカ航空宇宙局（NASA）とアメリカ海洋大気庁（NOAA）が運用する気象観測衛星JPSSは、周波数二三・六～二四GHzを利用して、降水や積雪、雨雲などの情報を集めています。一方、スペースX社の衛星は周波数二四・二五GHzで衛星間の送受信を行ないます。両者の周波数帯が極めて近いために、電波干渉によってJPSSが観測したデータの七七％が失われ、気象予報の精度が三〇％低下して一九八〇年代のレベルに戻り、台風の予報が二～三日遅れると考えられています。気候変動によって台風の大型化や異常気象が起きている現在、気象予報の制度は大きな問題になります。

また、分解能の高い衛星リモートセンシング画像がテロ活動を行なう組織や国に渡れば、悪用される可能性があります。

日本でも、宇宙活動の進展に伴って、衛星リモートセンシング法と宇宙活動法が二〇一六年に可決されました。衛星リモートセンシング法では、高分解能のリモートセンシング画像が、悪用される恐れのある国や国際テロリストの手に渡らないように、管理することなどを事業者に求めています。宇宙活動法では、人工衛星とその打ち上げロケットに関する認可制度と、第三者に損害が発生した時の賠償制度を設けました。

地上局と被曝量増加

地上局とは、人工衛星と地上の通信網をつなぐ設備で、スペースX社の場合、地上局から衛星に情報を送る際は周波数一四・〇〜一四・五GHz、衛星から地上局には一〇・七〜一二・七GHzという、周波数帯の高いマイクロ波を使って通信します。周辺の被曝の増加も懸念されています。

アメリカの団体「ヘルシーヘヴン・トラスト・イニシアティブ」と「宇宙における武力と核兵器に反対するグローバルネットワーク」など四団体は、二〇二一年四月、スペースX社の通信用人工衛星と地上局のライセンスを再審査するよう連邦通信委員会（FCC）に請願しました。FCCの規則によれば、スペースX社に許可を与える際に環境リスク評価をしなくてはいけないのですが、一〇〇万もの地上局と約四万二〇〇〇機ものメガコンステレーションの認可は、単独の申請によって一括で与えられ、リスク評価が不十分だ、と批判しています。

無線周波数電磁波は、有害な健康影響をもたらすという研究がすでに多数存在し、障害のあるアメリカ人法（ＡＤＡ）では電磁波過敏症も障害として認めています。アメリカには地上局の電磁波で症状が悪化する障害を負った人が数百万人おり、その他にも、子どもや高齢者、経済的に不利な立場にある人、避難手段のないマイノリティにリスクをもたらす可能性があります。

「スペースX社は電磁波関連の病気をカバーする保険に加入していないようなので、無線周波数電磁波や地上局のリスクを地域社会に警告すること、被害を賠償するための保証金を用意することを、ＦＣＣが同社に要求すべきだ」と、請願書で指摘しています。

衛星群による環境破壊

国際天文学連合（ＩＡＵ）は、衛星の機体が日没後や日の出前の太陽光を反射してゆっくりと通過するので、大型天体望遠鏡での観測に支障が出ると指摘しました。肉眼で夜空を観測しても、衛星の反射が邪魔をして星を見られなくなる可能性もあります。

さらに衛星から発生する電磁波は電波天文台での観測を妨げる恐れがあり、「天文学のインフラにとって重大な脅威になる可能性がある」と訴える声明文を発表しています。

電気通信政策が専門のエイミー・メルマンさんらは、低軌道に大規模な衛星が導入されたことで「光と無線周波数の汚染が発生し、重要な科学研究のための宇宙へのアクセスが損なわれ」ており、「こうした深刻な環境問題に無頓着な通信会社が打ち上げを急いでいる」と批判しています。

メルマンさんらによると、宇宙探査が始まってから、これまでに打ち上げられた衛星はわずか九〇〇〇基ですが、国際電気通信連合（ＩＴＵ）や各国の政府機関には、今後一〇年間で約一〇万もの衛星を低軌道に打ち上げる計画が提出されています。衛星に与えられた運用期間（ライセンス期間）は一五年ですが、低軌道メガコンステレーション衛星は五〜一〇年で故障・消耗すると考えられるので、交換が必要です。そのため、実際には申請数の数倍もの衛星が打ち上げられることになります。

寿命が尽きた衛星は、大気圏に再突入させて蒸発するよう設計されていますが、その過程で酸化アルミニウムなどの化合物が発生して成層圏に残留するので、衛星の数が大幅に増えると、紫外線から地球を守るオゾン層が破壊され、気候変動の一因になる可能性があります。

スペースデブリの増加

メガ・コンステレーションの打ち上げが予定されている低軌道は、衛星がすでに多数あり、ス

図2　宇宙にある物体の内訳
デブリが94％を占め、運用中の衛星はわずか6％しかない。

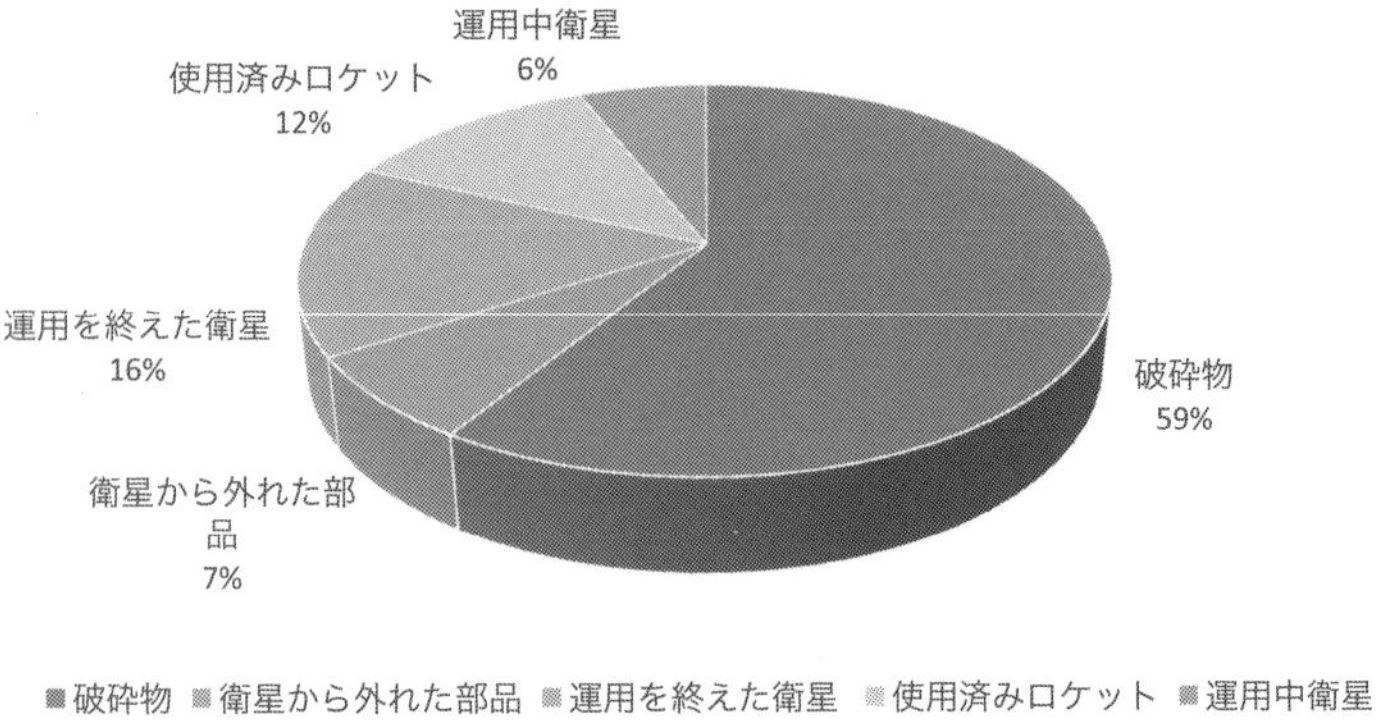

参考：宇宙研究開発機構「スペースデブリに関する最近の状況」(2020) をもとに作図

ペースデブリの密度も高いエリアです。主な発生源は、ロケットの軌道投入や衛星などが運用される過程での放出（ロケット上段、分離機構部品、個体ロケットモーターの燃えかす、塗料片など）や、偶発的または意図的な破砕です。

軌道上にある物体のうち、現在運用されている衛星は六％にすぎず、他は全てデブリです。最も多いのが破砕物（五九％）で、次に運用を終えた衛星（一六％）、運用を終えたロケット（一二％）、衛星から外れた部品（七％）、です（図2）。

アメリカ戦略宇宙軍は、観測結果をもとに約二万個のスペースデブリをカタログ化し、名称、所有国、軌道情報を公開しています。しかし、小さなデブリの場合は、発見することも追跡することも困難です。

しかもデブリは高速で移動し、衝突した時の被害も甚大です。ライフルの弾丸は秒速一㎞で

図3-1　スペースデブリのイメージ

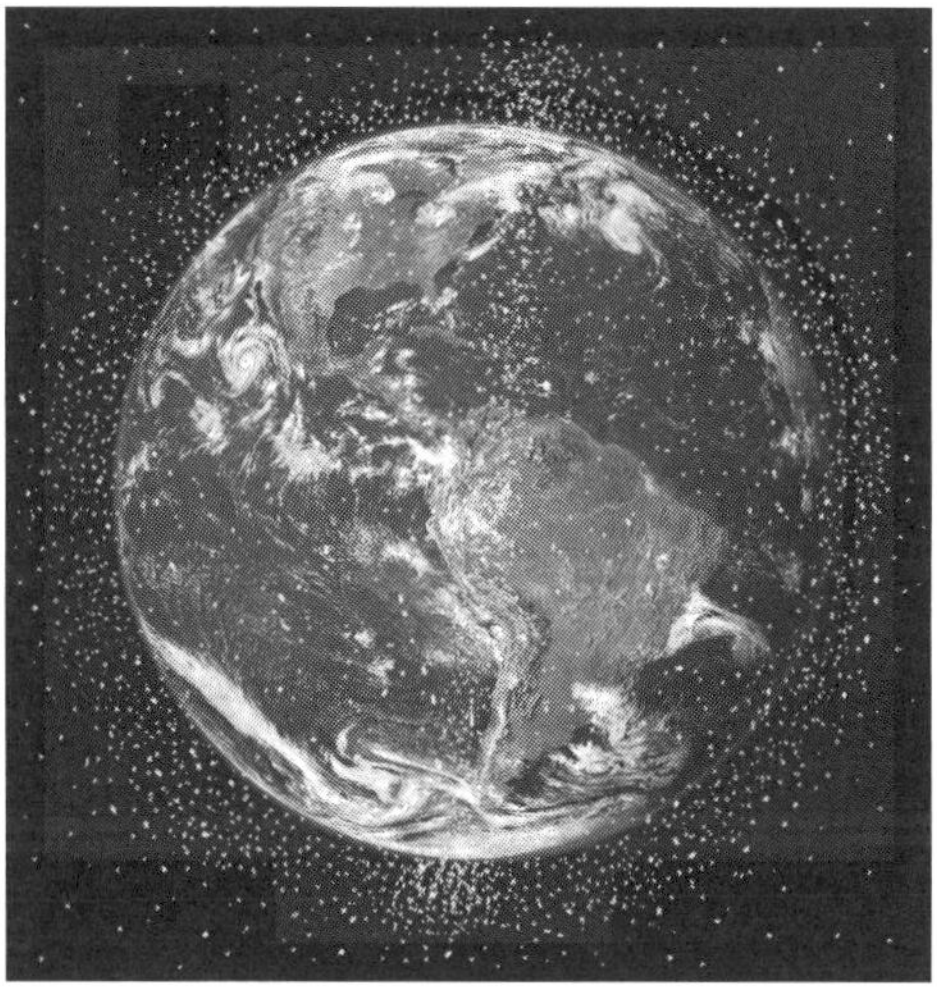

出典：NASA

図3-2　ISSで船外活動をする宇宙飛行士

微小デブリでも宇宙服を貫通するので、デブリ対策は急務だ

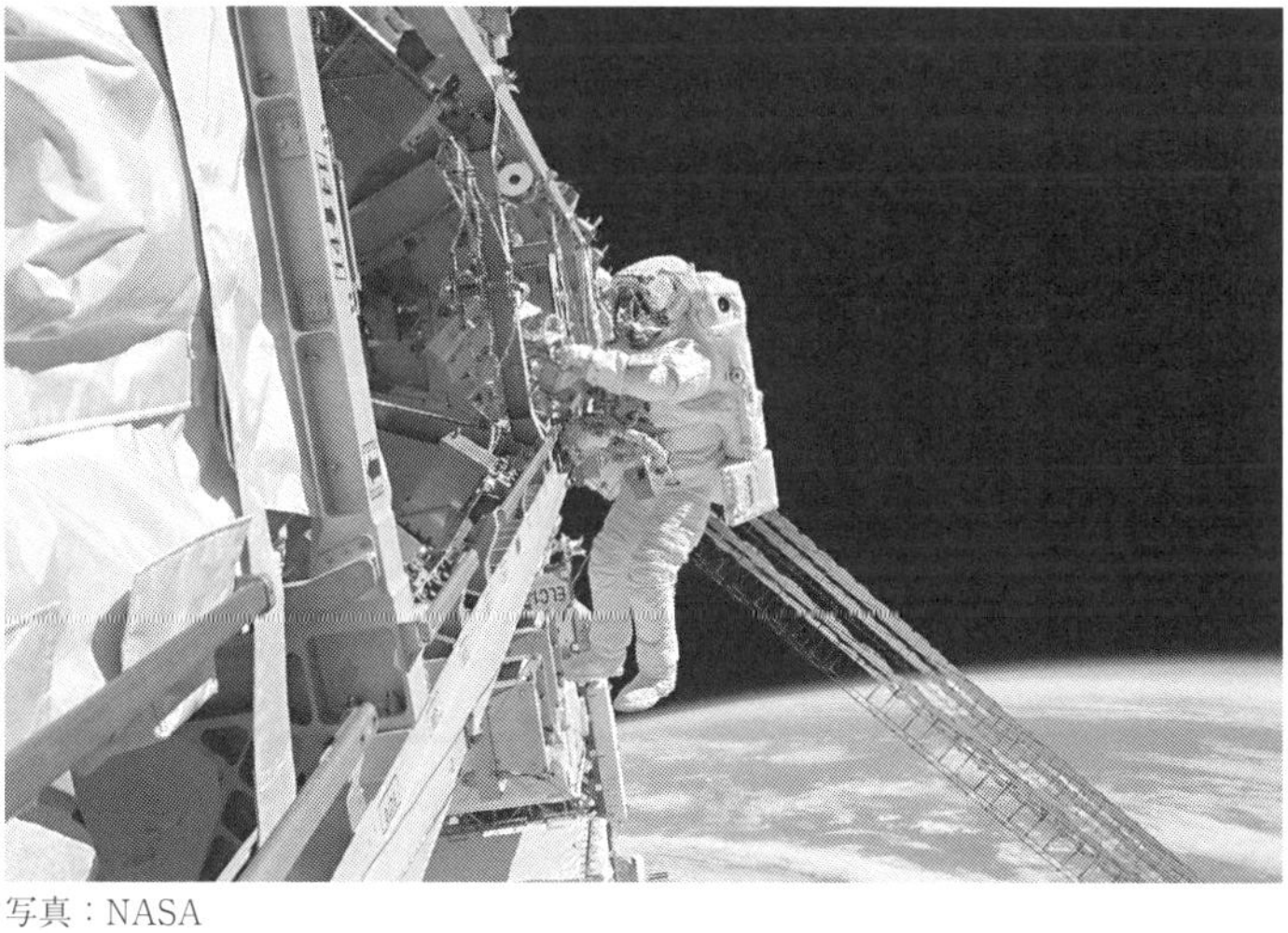

写真：NASA

すが、デブリの衝突速度は秒速一〇～一五kmと、遥かに早いのです。

防衛省防衛研究所によると、直径〇・〇一cmから一cmほどのデブリが衝突すると人工衛星を故障させ、一cmを超えるデブリがぶつかると、衛星を破壊する可能性もあるそうです。宇宙飛行士が船外活動の際に着る宇宙服はもっと脆弱なので、〇・〇二～〇・〇三cmのものでも宇宙服を貫通してしまいます（図3‐1、3‐2）。

大きさ一〇cm以上のデブリは約二・三万個、一cm以上のものは約五〇～七〇万個、一mm以上のデブリは一億個以上あると考えられており、今後の宇宙利用の障壁になっています。

スペースデブリが軌道上に増え、他のデブリと衝突するとさらに多くのデブリが発生し、連鎖反応的にデブリが増え続けるケスラーシンドロームが起きる可能性もあります。特定の軌道にあるデブリの量が臨界質量に達すると、それ以上物体が軌道に打ち上げられていなくても、衝突の連鎖が起きます。高度九〇〇～一〇〇〇kmの低軌道では、すでに臨界質量に達している、と考える専門家もいます。

衛星破壊実験

二〇〇七年に中国は、多くの衛星が存在する極周回軌道上で、自国の気象観測衛星をミサイルで破壊する対衛星兵器の実験を行ないました。そのために、史上最大規模のデブリが発生し、高度二〇〇〜三六〇〇㎞に拡散しました。その数倍の、観測不可能な小さなデブリも発生しているはずだ、と防衛省防衛研究所は報告しています。

国際宇宙ステーションは高度四〇〇㎞を飛行中ですし、軍事偵察衛星や民間の人工衛星の多くが、この衛星破壊実験のデブリで被害を受ける可能性があります。この衛星破壊実験で使われたミサイルは、アメリカの軍事偵察衛星（高度三〇〇㎞と一〇〇〇㎞の楕円軌道を周回）や日本の情報収集衛星も破壊できたはずで、人工衛星群は軍用、民間用を問わず、国際的な緊張が高まった場合は、大きな脅威に晒される可能性がある、と述べています。この破壊実験をうけて、国連は人工衛星の意図的破壊を禁ずるガイドラインを策定しています。衛星とデブリだけでなく、衛星同士の衝突や、衛星とロケットの衝突も懸念されています（表２‐１、２‐２）。

二〇二〇年には、アメリカのピッツバーグ市の上空で二つの人工衛星がニアミスし、衝突すれば一万個以上のスペースデブリが発生するところでした。しかも最近は、衝突を回避できないほど故障した衛星も増えているので、対策が急がれています。

国連宇宙空間平和利用委員会の作業部会も、「スペースデブリの拡散、宇宙活動の複雑さの増大、メガコンステレーション衛星の出現、宇宙にある物体との衝突や干渉のリスクの増大は、宇宙活動の長期的な持続可能性に影響を及ぼす可能性がある」と指摘しています。

使用頻度の高い低軌道にメガコンステレーション衛星を導入することが、デブリ発生のリスクを増大させることになるでしょう。

表2-1　過去に起きた衝突事故・ニアミス

年	概要
1996	フランスの軍事観測衛星にアリアンロケットの破片が衝突
2009	アメリカの通信衛星イリジウムに使用済みのロシア衛星が衝突し大破
2019	欧州の地球観測衛星がメガコンステレーションに衝突しそうになり、直前で回避操作
2020	アメリカ、ピッツバーグ上空で２つの衛星がニアミス

表2-2　カタログ化されていないデブリとの衝突が疑われる事例

年	概要
2006	ロシアの通信衛星が故障し、冷却液が噴出。機能不全に
2007	欧州気象衛星の軌道が変化し、東西方向の位置制御スラスタ破損
2013	エクアドルの小型衛星に旧ソ連のロケットの破片が衝突。高速回転し衛星通信が途絶
2015	日本の水循環変動観測衛星GCOM-Wの電力低下、軌道変化
2016	欧州連合と欧州宇宙機関の地球観測衛星センチネル - 1Aが電力低下、軌道変化、約40cmの衝突痕

出典：JAXAホームページほか

スペースデブリの除去技術

デブリを減らす対策も検討されています。国連スペースデブリ低減ガイドラインでは、デブリを減らすために、運用中にデブリを放出しないように設計することを求めています。宇宙利用が始まった最初の数十年間は、センサーカバーや分離に使われる爆発ボルトなどを地球周回軌道に意図的に放出してきましたが、このガイドラインでは、設計段階でこれらの物体を放出しないように設計することを求めています。

　また大量のデブリ発生につながるので、意図的な破壊を避けることも求めました。低軌道の衛星はミッション終了後に軌道から除去しなくてはいけません。また、デブリが大気圏で燃え尽きずに地表に達して、有害物質による環境汚染を起こしたり、人間や建物などに損害を与えないよう、十分な配慮が必要だとされています。高軌道の物体は、高軌道より上の領域に放出し、他の衛星と干渉しないよう求めています。

増加したデブリを減らすために、様々な対策も検討されています。スペースデブリを観測し、その結果に基づいて軌道を決定したり、微小デブリの分布予測も行なっています。

最近では、ロボットアームを使ってデブリを捕獲し、除去することも検討されていますが推力方向をコントロールしながら軌道を変えなくてはいけないので、大量のエネルギーが必要で、一機あたり数百億円かかる、といいます。

宇宙航空研究開発機構（ＪＡＸＡ）は、微小デブリの発生源となる大型デブリを除去する実証実験も行なっています。導電性テザー（電気を流すアルミとステンレスの紐）を搭載した人工衛星を打ち上げ、デブリに近づいてテザーを設置し、電気を流します。すると、デブリはスピードが落ちて、軌道を離脱して徐々に地球に近づいて燃え尽きることになります。法的課題や国際的枠組みなどを検討し、二〇二〇年代半ば以降、世界的な枠組みでデブリ除去の実用化を目指しています。

流星群のリスク

流星も衛星にとってリスクになります。流星とは宇宙にある直径一㎜から数㎝程度のチリの粒が地球の大気と衝突し、高温になって気化し、光を放つ現象です。毎年八月中旬にピークを迎えるペルセウス流星群では一時間に約四〇個の流星を観測することもできますが、衛星との衝突事故も発生しています。

一九九三年、欧州宇宙機関（ESA）の実験衛星「オリンパス1号」が、ペルセウス流星群によって故障しました。通常なら衛星は、太陽電池パネルを盾にして防御することができますが、オリンパス1号は以前に起きた事故のせいで、太陽電池パネルを動かすことができず、無防備な状態になっていました。流星によってジャイロスコープ（一定の方向を保たせる独楽のような装置）の安定性が失われ、衛星は激しく回転しました。制御を回復させようとして宇宙船の燃料をほとんど使い果たし、約八億五〇〇〇万ドル（約九三一億円）の衛星は、制御不能のまま放置されています。

二〇〇九年には、アメリカの地球観測衛星「ランドサット」もペルセウス流星群のピーク時に制御不能になりました。メガコンステレーションの増加は、流星との衝突のリスクも高めることになるでしょう。

サイバー攻撃とジャミング

宇宙産業の急速な発展に伴って、衛星のセキュリティ対策も問題になっています。衛星は、スペースデブリなどの衝突や、他の衛星との衝突など物理的なリスクの他に、電波や光によるジャミング（⑴参照）、サイバー攻撃、盗聴や改竄、衛星のコントロールを奪う乗っ取りなどの情報セキュリティ面でのリスクがあります。

⑴ジャミング

ジャミングとは衛星と地上局を繋ぐ通信リンクで使用されている無線周波数電磁波に、本来は関係のない強力な電磁波（ノイズ）を被せることで、通信を妨害する方法です。使用されている無線周波数電磁波によく似た信号を重ねて、受信者に誤解させる方法もあります。

全地球測位システム（GPS）は、電力網のスマートグリッドや、航空管制、自動車、船舶など幅広く利用されていますが、市販されているジャミング装置でも妨害することができます。航空自衛隊航空研究センターの報告書によると、二〇〇三年のイラク戦争では、イラク軍がGPSをジャミングしたため、米軍はイラク軍の対誘導兵器用GPSジャミング装置六台を空爆で破壊しました。イラク戦争中は、このようなジャミング事例が多数発生しています。

ロシアもジャミングによる電子妨害を行なっていると考えられており、二〇一八年にはシリアの反体制派の無人機を着陸させたほか、北大西洋条約機構（NATO）の大規模演習に対してGPSジャミングをした疑いがあります。北朝鮮は、二〇一〇年から一二年に、韓国にGPSジャミングを行ない、南北境界線付近の航空機や車両、船舶の測位・航法が影響を受けました。

国や組織だけでなく、個人でも市販されている装置を数万円程度で入手できるので、アメリカでは、市販の装置を購入した個人がジャミングし、ニューアーク国際空港の航空機ＧＰＳ誘導に障害が発生したことがあります。

(2)サイバー攻撃

サイバー攻撃は、特殊な機器がなくても、特定の知識がある人なら、世界のどこからでも行なうことができます。標的にした衛星を機能不全にさせたり、情報を抜き取るだけでなく、衛星のコントロールを奪って乗っ取り、他の衛星に衝突させたり、墜落させることも考えられます。しかも、攻撃場所を特定するのは困難です。

ハッカー集団は、インターネットを通じてセキュリティ対策が脆弱な端末を攻撃してマルウェア（有害な動きをさせる悪意あるソフトウェア）に感染させ、情報収集や外部からの操作を行ないます。インターネットなど外部環境に接続していない端末にもマルウェアによる感染が拡大し、最終的にはシステム中枢にも感染が広がります。衛星に搭載されたコンピュータも、ソフトウェアの更新時などに、マルウェアに感染する可能性が高くなり、衛星の運用を停止しなくてはいけない状態になることもあるのです（図４）。

一九九八年には、ハッカー集団がアメリカのゴダード宇宙飛行センターのコンピュータをハッキングし、アメリカとドイツが運用するＸ線観測衛星ＲＯＳＡＴを乗っ取り、衛星の太陽電池パ

図4　サイバー攻撃のリスク

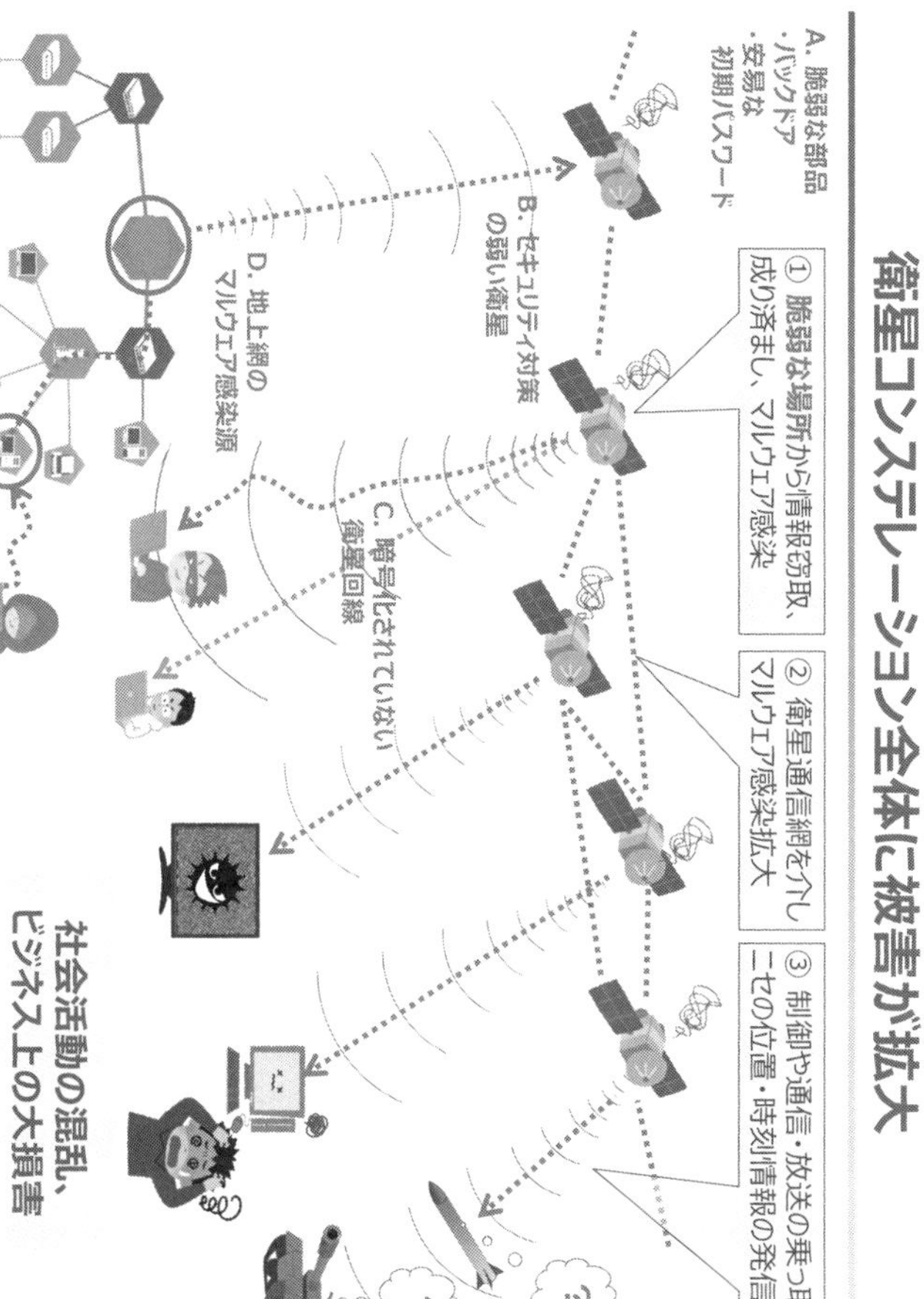

出典：情報通信研究機構「宇宙×ICT 懇談会」(2017)

ネルを直接太陽に向けました。バッテリーが上がった衛星は使い物にならなくなり、二〇一一年にベンガル湾上空で大気圏に突入し、最大で一・六tの残骸が海に落ちました。一九九九年には、イギリスのスカイネット衛星がハッカーに乗っ取られました。

二〇〇七年と二〇〇八年には、アメリカ海洋大気庁（NOAA）とアメリカ地質研究所（USGS）が管理する地球観測衛星ランドサットの通信機器の制御が一二分以上奪われたことがあります。二〇一四年には、NOAAの情報気象衛星が二日間、作動停止を余儀なくされました。

二〇〇八年の六月と一〇月には、アメリカ航空宇宙局（NASA）の地球観測衛星が複数回攻撃を受け、通信機器の制御が最大で九分間以上奪われました。ハッカー集団は、ノルウェーのスヴァールバル島に設置された地上局に、インターネット回線から侵入したと考えられています。これらのアメリカへの攻撃は、中国系ハッカー集団の関与が疑われています。

衛星のメガコンステレーションでリスク増加

メガコンステレーションの急増は、攻撃対象となる衛星や地上局を増やすことになるので、セキュリティ・リスクを一気に高めます。セキュリティ対策が脆弱なIoT機器は盗聴や乗っ取りが容易ですが、コンステレーション衛星のリモートセンサーや通信機器も、同様の盗聴リスクがある、と情報通信研究機構（NICT）は指摘しています。

ジャミングへの対策として、複数の周波数チャネルを設けて適宜切り替えることや、他の衛星を経由するなど通信経路の切り替えや通信時刻を変更するなどの対策を示しています。

またサイバー攻撃については、工場集荷時にセキュリティの脆弱性を調べ、バックドア（不正な侵入口）を検証する方法を開発すること、出荷時の初期パスワードを変更しないと起動しないようにすること、打ち上げ後は地上局から秘匿回線で更新パスワードを送信すること、マルウェアの監視と駆除を行なうことなどを提言しています。

アメリカ、フォーダム大学のウィリアム・アコート準教授は、衛星は通常、地上局から制御されるので、ハッカーがコンピュータに侵入し、悪意のあるコマンドを衛星に送信する可能性がある、と述べています。「今のところ、衛星のサイバーセキュリティ基準はなく、衛星のサイバーセキュリティを規制・確保するための行政機関もない」と指摘しました。

サイバーセキュリティに対する責任は、衛星を構築・運用する企業にあるのですが、セキュリティのためのコストは非常に高くなる上に、複数の事業者が運用に関わっているために、誰が責任を負うのかはっきりしていません。アコート准教授は、サイバーセキュリティ基準の策定と規制に政府が関与することや、サイバー攻撃の報告を義務付けること、責任者に関する法的ガイダンスが必要だ、と述べています。

ハッカー集団は脆弱な一点を見つけ出して侵入し、最終的にはコンステレーションと地上局を含む、通信衛星インフラの全体を乗っ取ることができ、ひいては地上のインフラにも大きなダメージを与えることができます。例えば、車の自動運転や無人航空システムなどは、GPSを利用しているので、情報が改竄されると大規模な被害につながる可能性もあります。

全てがインターネットに接続されたスマートシティを推進する前に、これらのリスクにも目を向けるべきです。

スマートシティの脆弱性と安全保障

北大西洋条約機構（NATO）は、サイバー空間を「政治・軍事同盟の活動領域」と位置付けています。サイバー攻撃のリスクを検討する過程で、スマートシティが攻撃された際のシナリオを発表しました。

舞台となるのは、NATOの物流や防衛計画、東ヨーロッパの同盟国の要となる仮想国家バルマティアの首都メガロポリス（人口一〇〇〇万人以上）です。

二〇三〇年二月二日夜、街中に配置された数百万ものIoTデバイスを踏み台にしたDDos攻撃（分散型サービス拒否攻撃）が仕掛けられました。DDos攻撃は、複数の機器を入り口にして、サーバーなどの対象となる機器に攻撃をしかけ、サーバーダウンやサービス停止を起こします。複数の機器を踏み台にするため、攻撃者の割り出しが困難です。

DDos攻撃によってスマートシティの主要なネットワークはワーム（自分で複製を作って増殖

し、他のデバイスに感染するマルウェアの一種）に感染し、インフラのネットワークを介して急速に拡散します。

数時間のうちに市庁舎のサーバーは無力化され、警察や緊急サービスが利用するＧＰＳは停止され、市の人口の半数に対して電力と水の供給が停止されます。市民は水や電気、暖房も使えなくなり、銀行からお金を引き出すこともできなくなります。さらに、メガロポリス市を囲む運河やダムの自動制御システムもワームに感染し、広範な地域で洪水が発生します。

次に、メガロポリス市長が市民の絶望を嘲笑うディープフェイク動画がネット上に拡散されます。ディープフェイクとは、ＡＩを使って、実際には存在しない、リアルな動画をつくることです。

日本でも二〇二一年二月、福島県、宮城県で震度六の地震が発生した際の記者会見で、加藤官房長官が笑みを浮かべるディープフェイク画像が、会見開始からわずか三〇分後に投稿され、広く拡散されました。アメリカでは、娘が所属するチアリーディングのチームから、ライバルとなる少女を追い出すために、母親がそのチームメイトのわいせつな画像や動画を作成して、逮捕される事件も起きています。

メガロポリス市では、市長のディープフェイク動画が投稿されたあと、暴動、略奪、暴力事件が市内全域で報告されるようになりますが、警察のドローンはマルウェアに妨害され、正確な状況が把握ができなくなります。

「地方政府は容易なターゲット」

このように、NATOの報告書は、スマートシティの脆さを指摘しています。スマートシティの都市OSは他の都市OSとも接続することが想定されていますが、同じ技術とソフトウェア、ハードウェアを共有することになるでしょう。しかし、それは脆弱性をもたらし、一カ所のハッキングに成功すれば、複数の都市を攻撃できる可能性があるのです。

国家や大規模な組織は、サイバー攻撃からの防衛に必要な資金、技術、熟練した人員を持っていますが、「地方政府は、技術的、社会的、管理上の理由から、はるかに容易なターゲットである」と指摘されています。

しかも「GPS信号の妨害やスプーフィング（送信元のIPアドレスを偽装して通信する攻撃手法）は、警察、消防、救急医療サービス、電力網、金融市場などの重要なサービスを妨害する可能性があり、これらの攻撃は市販の小型ドローンで簡単に実現できる」といいます。

スマートシティは、セキュリティの強化を必要とする膨大な量の個人・商業・産業データを流通させ、処理しますが、個人データや産業データを含む大規模なデータ侵害は「産業の脆弱性、機密情報の暴露、経済競争力の損失につながり、地域及び国家の経済安全保障に重大な影響を与える可能性」があります。

たしかに二〇二〇年には世界一三六都市で、スマートシティの取り組みによって経済成長率が二一％上昇しました。しかし、都市の経済活動のパターンを変化させ、雇用の二極化、賃金の不平等、公共サービスへの不均衡をもたらし社会的格差を増大させる可能性も指摘されています。

宇宙が戦場になる？

一九五七年、ソビエト連邦は世界初の人工衛星「スプートニク1号」の打ち上げに成功しました。その後、国連は宇宙空間平和利用委員会を設置し、宇宙利用に関する国際法づくりに着手し、一九六七年には宇宙の憲法とも言われる、「月その他の天体を含む宇宙空間の探査および利用における国家活動を律する原則に関する条約（通称、宇宙条約）」が採択されています。

宇宙条約では、宇宙を全人類の活動分野と位置づけ、宇宙の探査・利用は全ての国の利益のために行なうことを明記しました。国家が宇宙空間や天体を領有することを禁止し、天体の目的を平和利用に限定し、軍事基地の設置や軍事的な実験・演習を禁止しました。核兵器などの大量破壊兵器を地球軌道に載せることも禁止されています。

その一方で、領空侵犯をせずに、そしてパイロットを危険にさらさずに情報を収集できる人工衛星は、冷戦時代から利用されていました。アメリカ軍は冷戦初期に、核兵器を戦略爆撃機で投下することを考えていたので、ソビエト連邦の防空網を調べるために偵察衛星を整備しました。

さらに、ソ連のミサイル基地の位置情報やミサイル発射の兆候を知るために早期警戒態勢が整備されました。当時のセンサーは光学式で雲の影響を受けやすかったので、効率よく運用するために気象衛星が導入されました。

冷戦後は、核抑止だけでなく、戦闘を行なう際の情報源としても衛星を利用していきました。一九九一年の湾岸戦争では、画像偵察衛星がイラクのスカッドミサイルの位置を調べるために利用され、一〇機以上の通信衛星が作戦で使用されました。測位衛星の情報に基づいて、巡航ミサイルの発射座標の特定や、部隊の移動に利用されています。作戦で利用するために、開戦前に六機の衛星が打ち上げられました。

一九九九年のユーゴ空爆では偵察衛星、通信衛星、測位衛星など五〇機以上が、二〇〇一年に始まったアフガニスタン紛争では、一〇〇機以上の衛星が利用されました。

軍事面での宇宙利用は、今後もますます拡大し、宇宙が戦場になると考えられています。アメリカは二〇一九年、空軍省の下に宇宙軍を編成し、日本も翌年、航空自衛隊の舞台として宇宙作戦隊を発足させました。宇宙軍創設の式典で、トランプ大統領は「宇宙は最も新しい戦闘領域である」と述べました。宇宙軍創設は宇宙での活動を戦闘支援から、戦闘の領域へ転換するものと位置付けられたのです。

図5　アメリカが地上監視データから公表している軌道上にある物体の数

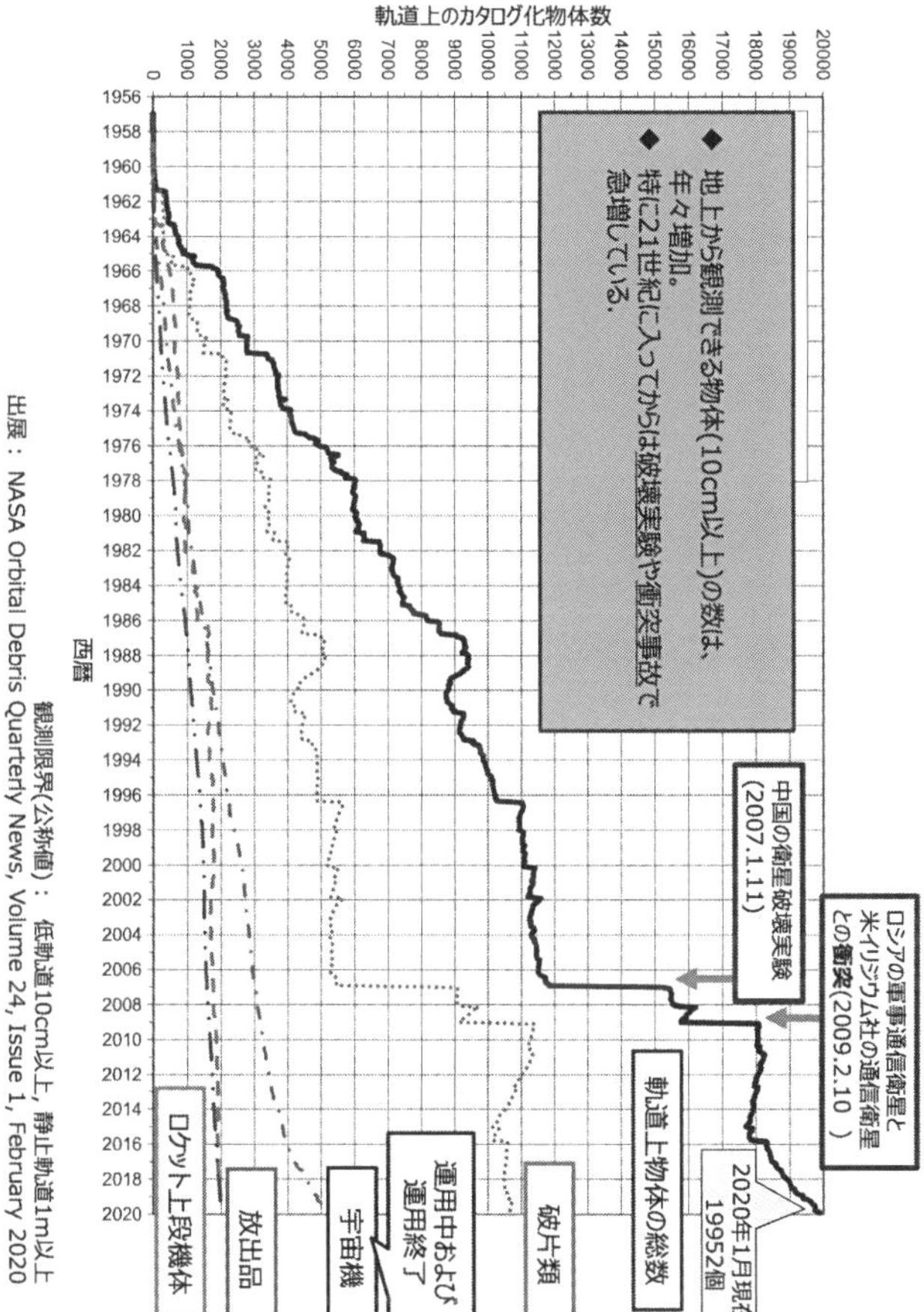

出典：宇宙航空研究開発研究所「スペースデブリに関する最近の状況」(2020)

衛星攻撃兵器（ASAT）

衛星への攻撃として懸念されているのは、前述したジャミング、サイバー攻撃、盗聴や改竄、制御乗っ取りのほかに、衛星攻撃兵器（ASAT）が挙げられています。ミサイルなどで衛星を物理的に破壊するのですが、これはスペースデブリを大量に発生させ、自国衛星の運用も危うくする、諸刃の剣です。

アメリカ、ロシア、中国、インドはASATの配備を目指して、衛星破壊実験を行なってきましたが、その度に、大量のデブリが発生したと考えられています（図5）。

アメリカは一九七〇～八〇年代にかけて実験を行ない、八五年に衛星破壊に成功しました。その後、アメリカ議会は衛星破壊を伴う実験を禁止しましたが、二〇〇八年には、毒性の強いヒドラジンのタンクを積んだ衛星が地上に落下するのを防ぐために、大陸間弾道ミサイルで破壊しています。

ソビエト連邦は一九六〇年代からASATを開発し、六八年には衛星の迎撃に成功し、七九年に実践配備しました。

前述したように中国は二〇〇七年に低軌道衛星を破壊し、一〇cm以上のデブリだけでも三三七八個発生させ、多くの衛星が回避行動を余儀なくされました。中国はその後も衛星の破壊を伴わない発射実験を繰り返したと見られています。二〇一三年には高度三万キロメートルに到達する発射実験を行ない、アメリカ国防総省は静止軌道上の衛星も破壊できる可能性を指摘しました。

インドは二〇一九年に自国の衛星をミサイルで破壊する実験を行ないましたが、アメリカ空軍は四〇〇個以上のデブリが発生したと考えています。しかし、インドは、高度三〇〇㎞の低軌道で実験を行なったので、発生したデブリは数週間で大気圏に突入する、と主張しました。

防衛省防衛研究所の報告書によると、弾道ミサイルと打ち上げロケットは基本的な技術を共有していて、弾道ミサイルをもたずにロケットを開発した日本の方が例外的だ、と指摘しています。人工衛星は社会を支えるインフラとして機能し、軍事だけでなくビジネスや生活のさまざまな面で利用されていますが、軍事用だけでなく民間の衛星であっても「国際的緊張の高まった場合には大きな脅威にさらされる可能性が生じてきた」と述べています。

地上の重要インフラへのサイバー攻撃

地上にある重要インフラもサイバー攻撃の対象になっています。二〇二一年五月、アメリカのコロニアル・パイプライン社の石油パイプラインが、サイバー攻撃によって操業停止に追い込まれました。

攻撃したのは、サイバー犯罪集団ダークサイドで、コロニアル・パイプライン社のネットワークに侵入し、約一〇〇GB（ギガバイト）のデータを盗み、身代金を要求した、と報道されています。新型コロナウィルスの影響で在宅勤務が増え、パイプラインの制御を自宅から行なうエンジニアが増えたことが攻撃の一因になっていると考えられています。

電力やガスなどのインフラで使われる制御システム（OT）は、外部ネットワークへの接続が限定されたクローズドな環境でしたが、近年はシステム環境が変化し、侵入ルートが増え、サイバー攻撃のリスクが高まっています。ウクライナでは電力会社がサイバー攻撃され、マルウェアに感染したせいで六時間停電しました。

二〇二〇年四月、イスラエルでは、排水処理場やポンプ場、下水処理施設の監視制御・データ収集（SCADA）システムが組織的な攻撃を受け、水道施設のポンプが一時停止しました。

重要インフラを守るためにもセキュリティの強化が必要です。脆弱性が指摘されているIoT機器や通信衛星が増えることは、生活に不可欠な重要インフラがサイバー攻撃を受けるリスクを高めないでしょうか。

加熱する宇宙開発競争

アメリカは有人月面探査を行なう「アルテミス計画」を主導し、日本、カナダ、イギリス、イタリア、オーストリア、ニュージーランド、ルクセンブルク、アラブ首長国連邦が月面開発の基

図6　アルテミス計画のイメージ

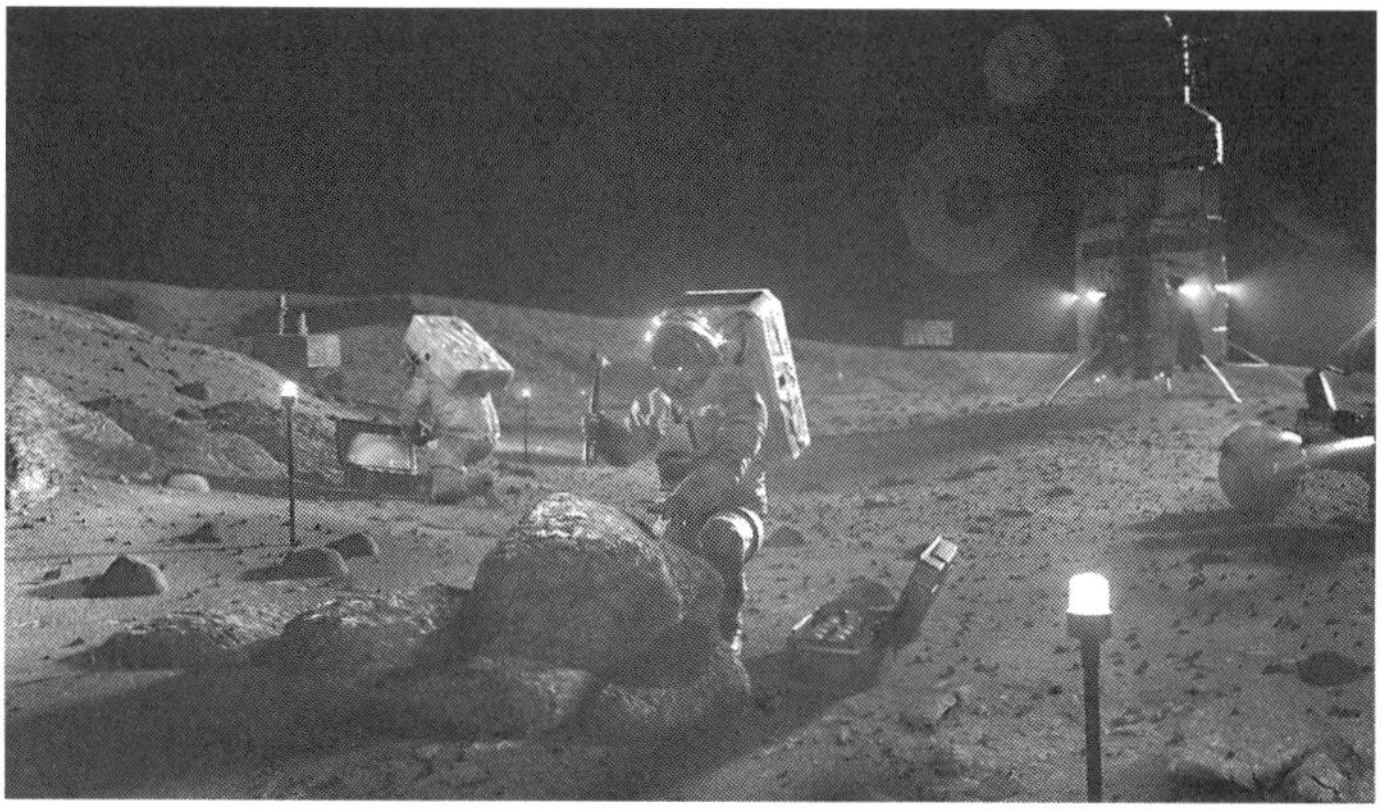

写真：NASA

本原則「アルテミス合意」に署名しています。二〇二四年までに、初の女性宇宙飛行士と、男性の宇宙飛行士を月面に送る計画です（図６）。

ＪＡＸＡは、月面の水から水素を取り出す燃料工場を二〇三五年を目処に建設し、ＪＡＸＡとトヨタは、月面を移動する車両を共同開発中です。

一方、中国とロシアはアルテミス計画に参加せず、月の観測や月面探査を行なう研究拠点として「国際月科学ステーション」を月面、または月を回る軌道に設置する計画です。

また、火星も宇宙開発の拠点になりつつあります。スペースＸ社とテスラのＣＥＯのイーロン・マスク氏は、火星上空で一万個の核爆弾を爆発させ、火星の極にある氷冠に閉じ込められた氷を溶かし、氷に閉じ込められた二酸化炭素を放出することで、火星を温暖化し、人間の生息に適した環境にする「テラフォーミング」を行なう計画です。

二〇二二年に火星への物資輸送を開始し、二〇六〇年代までに一〇〇万人を火星に送り込むといいます。

しかし、NASAの資金提供を受けて調査したコロラド大学のブルース・ジャコスキー博士らによると、火星にはテラフォーミングができるほどの二酸化炭素はありません。火星の大気圧は地球の〇・六%しかありませんが、極地の氷冠を全て蒸発させたとしても大気圧は一・二%にしかならず、現在の技術ではテラフォーミングは不可能だ、といいます。

そもそも、大量の核爆弾を積んだロケットが打ち上げ時に爆発すれば、甚大な被害が発生します。このような無謀な計画に、歯止めをかける必要もあります。

マーズサインスシティ

アラブ首長国連邦（UAE）は二〇一四年に宇宙庁を創設し、二一一七年までに火星に植民都市を作る計画「マーズ2117」を推進しています。その先駆けとして、二〇二〇年七月には、種子島宇宙センターからH-ⅡAロケット（日本の基幹ロケット）で、火星探査機ホープを打ち上げました。半年かけて移動し、翌二一年二月に火星への周回軌道に投入されました。今後二年間、火星全体の待機や表面温度などを観測します。

火星には二〇世紀後半から探査機が打ち上げられており、二〇一一年にはアメリカ航空宇宙局

（ＮＡＳＡ）が火星探査ローバー「キュリオシティ」を打ち上げていますが、ホープは中東初の火星探査機になります。

さらにＵＡＥは、火星に建設する都市をドバイ郊外の砂漠で再現した「マーズ・サイエンス・シティ」を建設中です。火星での建設を想定して、ロボットが地下を掘って水を採取するほか、掘った砂を３Ｄプリンターで構造物に変えます。生命を維持するために、放射線から防護する層を複数設置し、多数の生物圏をつなげることで火星で暮らせる都市を目指します。

マーズ・サイエンス・シティは、地球上に建設される火星建築物の原型です。ロボット工学の研究施設や、水、食料、エネルギーに焦点を当てた研究と自立したコミュニティが形成される予定です。このように宇宙開発競争は過熱していますが、適切な利用について広く議論するべきです。

参考文献

宇宙航空研究開発機構「スペースエブリに関する最近の状況」（二〇二〇年六月一二日）
新田隆夫「ＩＣＴを活用した宇宙利用のイノベーション創出について」ＩＴＵジャーナルVol.47No.3,41-46（二〇一七）
総務省「宇宙×ＩＣＴに関する懇談会報告書」（二〇一七）
防衛省防衛研究所「中国の宇宙開発　国力増強と国威発揚の手段」東アジア戦略概観２００８（二〇〇八）

航空自衛隊幹部学校航空研究センター『エア・アンド・スペース・パワー研究』Vol.7 separate volume（二〇二一）
令和二年防衛白書
Amy Mehlman, et al. “Day One Project : Averting Environmental Risk in the New Space Age”（2021）
Andrew Jones. “China is developing plans for 13,000-satellite megaconstellation” Space News（April 21, 2021）
Guidekines for long-term sustainability of outer space activities, UN Document A/AC.105/L.315(20189at 1-2,para1.
IAU. Statement on Satellite constellations（2019）
OECD “Space sustainability : The Economics of Space Debris in Perspective”. OECD Science, Technology and Industry Papers, no,87（April 2020）: 7,18,26
ＪＡＸＡ「ＨＴＶ搭載導電性テザーの実証実験」https://www.kenkai.jaxa.jp/research/pastres/kite.html
国立天文台「流星群とは」https://www.nao.ac.jp/astro/basic/meteor-shower.html
William Acoto. “Hackers could shut down satellies—or turn them into wepons”.,Feb 12,2020）
BBC “German Rosat spacecraft re-entered over Bay of Bengal”（Oct 26,2011）
メアリ＝アン・ラッソン「米石油パイプラインにサイバー攻撃燃料不足の懸念　データ『人質』の犯罪集団」ＢＢＣ（二〇二一年五月一〇日）
国連宇宙空間平和利用委員会スペースデブリ低減ガイドライン（二〇〇七年）
NASA “Mars terraforming not possible using present-day technology”（July 13,2018）

Jakosky & Edwards. "Inventoy of CO2 available for terraforming Mars" Nature Astronomy 2,634-639（2018）
Etran A. et al. "Cyber threats and NATO 2030 : Horizon scanning and analysis"（2020）

第４章

遠隔医療と医薬品配送ドローンの課題

遠隔医療のリスク

スマートシティやスーパーシティ構想では、多くの自治体がスマートフォンやパソコンを利用した遠隔医療の実施、見守りセンサーによる健康ケアを検討しています。

会津若松市のスマートシティ構想では、スマートフォンなどから病院を予約し、事前に症状や相談内容を入力することで、病院での滞在時間を一五分に短縮する「医療機関滞在15分プロジェクト」や、地域の医療機関が、医療データベースにアクセスし、未病対策から治療、予後の管理までを行なう包括的な医療を提供する「バーチャルホスピタル」で地域医療のサービスを向上させる案を示しました。

介護の分野では、ＩｏＴ機器を活用してバイタルデータを自動的に測定・記録します。

この他にも、ボランティアや健康維持活動に参加するとポイントがもらえて、そのポイントを買い物に利用できるキャッシュレスサービスなど、さまざまな取り組みをスマートシティ構想として提案しています。

この構想について、住民から二〇件のパブリックコメントが寄せられましたが、個人情報の取り扱いや、情報流出、監視社会の強化につながらないか、と言った声が四五％を占めました。

病気などのデリケートな情報に、患者の氏名や住所、保険証の番号、勤務先などあらゆる情報が紐付けされて事業者が所有するとなると、セキュリティ対策を万全にする必要があります。しかも、無線環境に接続できる医療用デバイスやＩｏＴ機器の増加で、サイバー攻撃への脆弱性がいっそう問題になっています。

インスリンポンプへのハッキング

アメリカ食品医薬品局（ＦＤＡ）は、サイバーセキュリティ上のリスクを理由にメドトロニック社のインスリンポンプのリコールを求めています。このポンプは無線通信を利用し、患者の血糖値を測定し、患者の一日の血糖値を監視・追跡できるシステムを備えていました。しかし、遠隔操作でインスリンポンプの設定を変更し、インスリンを過剰に投与したり、不足させるなど、危害を起こす可能性があることがわかりました。

患者の中には、自分でシステムに入り込み、インスリンの量を自己判断で調整する人も現れたのです。

ＦＤＡの戦略的パートナーシップ・技術革新の副所長、スザンヌ・シュワルツ博士は、「Ｗｉ－Ｆｉや家庭用インターネットなどの通信ネットワークに接続された機器には、権限のないユーザーが悪用するサイバーセキュリティ上の脆弱性がある」と、リスクを警告しています。

近年は、近距離無線通信ＢＬＥ（近距離無線通信の一つで、Ｂｌｕｅｔｏｏｔｈよりも消費電力が少ない）を搭載したスポーツ・フィットネス用や医療用のウェアラブル端末、IoT機器も増えています。

例えば、ＫＤＤＩのａｕ未来研究所は靴にＢＬＥを内蔵し、子どもの動きを親のスマートフォンに伝える子ども用の靴も開発しています。ＢＬＥは、このようにインターネットに接続したり、他のデバイスとデータを交換できます。

ＢＬＥを利用したペースメーカー、血糖値モニター、超音波装置など、さまざまな機器があり、これらの機器のセキュリティも高める必要がある、とＦＤＡは指摘しています。無線通信を利用して動作を停止させたり、許可されたユーザーしか利用できない機能にアクセスする可能性があるからです。悪意のある第三者が医療機器をハッキングすることも想定するべきでしょう。

ＢＬＥの他にも、在宅ケアの見守りシステムとしてボディエリアネットワーク（ＢＡＮ）が導入されています。脈拍や体重などのセンサーの情報を、無線周波数電磁波（周波数三・四～四・八GHz、または七・二五～一〇・二五GHz）を使って送信できます。

遠隔医療では、このようなセンサーの導入も検討されていますが、無線周波数電磁波への被曝で健康被害が発生する可能性と、セキュリティ上のリスクがあることを認識するべきです。

ちなみに、保育園を対象に、園児の腹部やおむつにセンサーを装着し、昼寝中のうつ伏せ寝や体の動きをセンサーが感知して、無線周波数電磁波で保育者のパソコンなどに送信する商品もあります。簡易測定器（ＥＭＦ－３９０）で測ったところ、電力密度〇・〇〇一三μW／cm²が検出されました。

オーストリア医師会は、「正常範囲内」を電力密度〇・〇〇〇一µW／㎠以下としており、この値は同医師会ガイドラインの「正常より高い」に該当します。

フランスでは、無線周波数電磁波から子どもを守るために、保育園などの三歳以下の子どもが過ごす施設に、Ｗｉ‐Ｆｉを設置することを、二〇一五年に法律で禁止しています。日本でも、もっとも傷つきやすい乳幼児をどのように守るのか、考えていく必要があります。

また、在宅ケアの見守り用や子どもの昼寝監視用のセンサーによって、患者や子どもがどのくらい被曝するのかも検討するべきです。

病院のセキュリティは万全か？

日本では二〇〇六年から、診療報酬明細書のオンライン請求が始まりました。医療機関が提出する診療報酬明細書には、患者の氏名や住所などの個人情報のほかに、保険情報、行なった診療の内容、使用した薬剤など、非常にセンシティブな情報が記載されており、これらが患者が加入する健康保険組合に集約されるので、セキュリティ対策が求められます。

しかし、医療従事者にはサイバーセキュリティ対策が十分に浸透せず、コンピュータ・ウィルス感染による情報流出が発生しています。

日本でも電子カルテシステムがウィルスに感染し、電子カルテシステムを二日間利用できなくなったり、病院内のパソコンがランサムウェア攻撃を受け、MRIなどの放射線を利用する医療機器が停止する事例が起きています。ランサムウェア攻撃とは、パソコンをコンピューターウィルスに感染させて使えない状態にし、身代金を要求するもので、ハッカーが送った添付ファイルを開いたり、リンク先をクリックすることで感染します。IoT機器やクラウドの利用も増えている中で、セキュリティ対策はますます重要になっています。

さらに、新型コロナウィルスの流行によって、医療機関へのサイバー攻撃が増加し、世界的な問題になっています。アメリカ保健福祉省によると、二〇二〇年二~五月にかけて一三二件のサイバー攻撃が報告されていますが、これは前年より五〇%も多いのです。

二〇二〇年五月には、ヨーロッパ最大の民間病院事業者フレゼニウス・グループがランサムウェア攻撃を受け、業務の一部が制限されました。同グループは以前にもランサムウェアに感染し、一五〇万ドル（約一億六六〇〇万円）を払って業務を再開したことがあります。

二〇二〇年七月には、アメリカのペンシルベニア州の病院で、ランサムウェア攻撃によって患者約二万六〇〇〇人分の情報（住所、氏名、生年月日、社会保証番号、診断・治療情報など）が流出した可能性があります。ハッカーは流出したデータを販売して、資金を得ていると考えられています。

イギリスのシェフィールド・ハラム大学のベルナルディ・プランゴノ博士らは、新型コロナウィルスのパンデミックとサイバー攻撃の増加には明らかに関連性があり、パンデミックによる不安の増加がサイバー攻撃の成功率を高めている、と報告しています。サイバーセキュリティ対策を持っている医療機関は三八％しかない上に、在宅勤務の増加がサイバー攻撃の増加の一因として考えられます。

ほかにも、ＷＨＯやイギリスのワクチン試験施設、パリ周辺の大学病院を統括するパリ公立病院連合、アメリカ保健福祉省などがパンデミック期間中に攻撃を受けました。

北大西洋条約機構（ＮＡＴＯ）の北大西洋理事会は、医療機関へのサイバー攻撃を非難する声明を二〇二〇年七月に発表しています。「医療サービス、病院、研究機関への悪意あるサイバー攻撃を非難する。これらの機関が最も必要とされている時に、市民の命を危険にさらし、できるだけ早くパンデミックを克服しようとする私たちの能力をも危険に晒している」と訴え、インフラの保護とサイバー対策の強化を加盟国に求めました。

医薬品をドローンで運ぶ計画も

前述した会津若松市など、いくつかの自治体は、医薬品をドローンで運ぶことも計画しています。

医薬品医療機器等法では、薬剤師が対面で、薬剤に関する情報を文書で提供し、必要な指導を行なわなくてはいけません。二〇二一年六月に発表されたガイドラインでは、ドローンによる薬剤配送でも服薬指導を適切に行なうよう求めています。

ガイドラインによると、薬局や医療機関は、患者がどのような薬を使っているのか、他の人にわからないようにプライバシーに配慮し、ドローンが墜落・不時着した場合は、薬剤を直ちに捜索・回収しなくてはいけません。患者に迅速に薬を届ける必要があるので、墜落・不時着時の代替措置を事前に検討し、対応できるように備えることも求められています。

また、ドローンが墜落・不時着して第三者が見つけても、開封できないよう鍵をつけるなど、対策をしておかなくてはいけません。

薬局や病院にとっては、ドローン配送はずいぶん手間がかかるようです。窓口で渡す方が簡単で省エネなのではないでしょうか。

ドローン物流は現実的なのか?

政府は二〇二二年までに、有人地帯を補助者なしでドローンを飛行させる「レベル4」の実現を目指しています（表1）。内閣官房と国土交通省は、無人地帯での目視外飛行（レベル3）を想定したガイドラインを、二〇二一年に発表しています。

表1　ドローンの飛行レベル

レベル１	目視での操縦飛行
レベル２	目視での自動・自律飛行
レベル３	無人地帯での目視外飛行
レベル４	有人地帯での目視外飛行（補助者なし）

このガイドラインでは、風速五ｍ／秒以上の時や、雨や雨になりそうな時、十分な視界が確保できない雲や霧の中での飛行を禁止しています。風速五ｍ／秒以上とは、木の葉や枝が揺れる程度の風です。つまり、晴天で風がごく弱い時にしか、ドローン物流を行なうことはできません。

現在の航空法では、レベル４の飛行は認められていないので、無人地帯で行なうか、有人地帯の場合は飛行ルートの下を立入禁止にする必要があります。

離着陸をするのは、グラウンドや空き地など視界を遮るものがなく、落下リスクの小さい場所を選ばなくてはいけません。墜落のリスクを避けるため、民家や道路・鉄道の上空を避け、地図に記載されていない送電線の有無を確認した上で、山林や河川、海上を飛行ルートとして選択します。

ドローンが墜落した場合、バッテリーなどが原因で森林火災が発生する恐れもあります。その場合は警察や消防、森林管理署へ連絡することも求められています。

ドローン本体や荷物が落下して、人や建物に被害を与えた場合に備えて、賠償責任保険への加入も求められています。被害者が死亡したり、後遺症が残るような重大な事故が起きた場合、賠償金も高額になるでしょう。

なお、目視外飛行をする場合、携帯電話の電波を利用して画像を送ったり、操縦することになるので、KDDIや楽天モバイルは、4G／LTE通信網を利用したドローン飛行の実証実験を行なっています。電波がないエリアを飛行する場合は、迂回するか基地局を新設しなくてはいけません。ドローン物流は、携帯電話基地局を増やし、無線周波数電磁波への被曝を増やす可能性があります。

また、ドローンや地上にカメラを設置し、飛行ルートとなる空域や地上に、他の機体や第三者が立ち入らないか、遠隔監視することも求められています。このようなカメラを装備した機体が飛行するようになれば、プライバシーが侵害される恐れもあり、画像の管理に関するルールも必要になるでしょう。

ドローンを攻撃する猛禽類

内閣官房と国土交通省のガイドラインでは、希少な野生生物が生息している地域では、ドローンが接近したり発生する音によって、過剰なストレスを与える可能性や、ドローンの落下で負傷させる可能性があることに触れています。そのため、国立・国定公園に限らず、野生生物の生態に悪影響を及ぼさないよう配慮を求めています。

希少な野生生物が生息する地域では、ドローンの飛行ルートを選ぶ前に、環境アセスメントを行なって、生息域を確認しておく必要もあるのではないでしょうか。たとえば、風力発電所周辺では、風車のブレード（羽根）に野鳥が衝突するバードアタックを減らすために、希少な野鳥の生息域を設置前に調査し、場合によっては設置場所を変更するといった対応が行なわれています。また、南北アメリカやヨーロッパ、オーストラリアでは、猛禽類によるドローンの攻撃が頻発しています。オーストラリアでは翼幅二・五メートル、重量六・五kgのドローンも攻撃されました。食物連鎖の頂点にいる猛禽類は天敵がいないので、恐れずに向かってくることが一因として考えられています。

この性質を利用して、フランス空軍はテロ対策としてドローン捕獲用のワシを利用しています。そもそもドローンは一九三〇年代に戦闘機の射撃訓練用に開発され、冷戦後は、全地球測位システム（ＧＰＳ）や各種センサー機器が搭載され高機能化しました。テロが頻発するイスラエルでは、情報集取や偵察・監視を行なうためにドローンを導入しています。二〇二〇年に起きたナゴルノ・カラバフ紛争では、自爆ドローンも利用されました。

ドローンがテロに利用されないよう、市街地での運用には厳格な規制が必要になるでしょう。

参考文献

FDA "FDA informs patients, providers and manufactures about potential cybersecurity vulnerabilities in certain medical devices with BLE"（2020）

秋富慎司「医療機器高度化に伴う医療情報のサイバーセキュリティマネジメントに関する研究」日本医師

会総合政策研究機構（二〇二一）
Healthcare Finance. "Number of cybersecurity attacs increase during Covid-19 crisis"
Pranggono B.& Arabo A. International Technology Letters.（2020）vol4（2）
NATO "Statement by the North Atlantic Council concerning malicious cyber activities"（2020）
厚生労働省「ドローンによる医薬品配送に関するガイドラインについて」（二〇二一）
内閣官房、国土交通省「ドローンを活用した荷物等配送に関するガイドライン　Ver.2.0」（二〇二一）
高木健治郎「ドローンの利用について―軍事利用から民間利用で求められる『公衆』―」静岡県産業大学
情報学部研究紀要（二〇一七）Vol.19,11-28
経済産業省「産業サイバー・セキュリティ研究会　宇宙産業ＳＷＧ」（二〇二一）

第5章　GIGAスクールと各国の規制

スマートシティやスーパーシティ構想では、人工知能（ＡＩ）やオンラインによる遠隔教育など、学校教育での利用も検討されています。

京都府、精華町・木津川市、京田辺市が共同で申請した「けいはんなサステナブルスーパーシティ構想」では、スマートシティ構想の中でＡＩ時代にふさわしい教育を目標に掲げています。また、会津若松市はデータ解析やプログラミング、ビッグデータやＡＩなどの基礎的なデジタルスキルを学ぶことを、スーパーシティ構想の中で目指しています。

ＧＩＧＡスクール構想とは

二〇二一年四月からは、政府が推進するＧＩＧＡスクールが本格的に始まっています。文部科学省は、小中学校の全学年で一人一台パソコンを使えるようにし、高速大容量の通信ネットワークを整備する「ＧＩＧＡスクール構想」を進めてきましたが、新型コロナウィルスの影響で、その計画を大きく前倒しすることになりました。

小・中・高校のデジタル教科書導入率は二〇二〇年三月時点でわずか八・二％でしたが、二〇二一年四月からは一部の学校にデジタル教科書を配布して実証事業を行なうほか、同年度三月までに、全ての小中学生に一人一台学習用タブレットを支給する予定です。

学校には高速大容量の通信インフラを整備し、文部科学省が推奨する三種類のタブレット（ｗ

ｉｎｄｏｗｓ、Ｇｏｏｇｌｅ　Ｃｈｒｏｍｅ、ｉＰａｄ）のいずれかを使って、授業を受けることになります。いずれもＬＡＮポートがなく、無線ＬＡＮでインターネットに接続することを想定しています。

なお、Ｗｉ－Ｆｉは無線ＬＡＮの規格のひとつで、学校へのインフラ整備も「学校無線ＬＡＮ」または「学校Ｗｉ－Ｆｉ」と呼ばれます。

しかし無線周波数電磁波への被曝は、子どもたちの健康に悪影響を及ぼす可能性があります。パソコンの導入が進んでいる諸外国では、学校無線ＬＡＮによって、すでに子どもたちに健康被害が起き、規制されてきました。

学校での無線利用を規制する諸外国

二〇〇五年、オーストリア、ザルツブルク州では学校や幼稚園に無線ＬＡＮを導入しないよう勧告し、スイスのトゥールガウ州では有線ＬＡＮの使用を勧告しました。

二〇〇七年、ドイツ連邦放射線防護庁は、無線周波数電磁波への被曝をできるだけ抑え、無線ＬＡＮを避けられる場合は、有線ＬＡＮを選ぶよう求めました。フランクフルト市は二〇〇六年、バイエルン州は二〇〇七年に学校での無線ＬＡＮを禁止しています。

二〇一〇年、カナダのオンタリオ州シムコー郡では、無線ＬＡＮを導入した一二校で、頭痛やめまい、動悸、頻脈、睡眠障害に苦しむ子どもたちが現れ、無線ＬＡＮの入っていない私立学校に転校して、症状が改善した子どももいます。同州では、無線ＬＡＮを撤去して有線に置き換える学校も現れました。

二〇一一年、欧州評議会（ＣｏＥ）は、学校の敷地内で生徒による携帯電話の使用を厳しく規制し、学校には無線ではなく有線ＬＡＮを優先的に導入することなどを、加盟四七カ国に勧告しています。

二〇一五年、フランスでは、子どもを電磁波被曝から守る法律が制定されました。保育園など三歳以下の子どもが過ごす施設に無線ＬＡＮを設置することを禁止し、小学校のアクセスポイントは授業で使う時にだけ電源を入れ、使い終わったら電源を切らなくてはいけません。

同年、イギリスでは学校無線ＬＡＮが原因で一五歳の少女が自殺する事件も起きました。この少女は電磁波過敏症で、学校で無線ＬＡＮの電磁波に曝されると具合が悪くなります。そのため、体が楽になる場所を探して勉強していましたが、ほとんどの教師が理解してくれず、電磁波の強い教室に連れ戻され、居残り学習を強要されていました。

両親は電磁波過敏症に関する資料を学校側に提出し、理解を求めましたが、校長は耳を貸しませんでした。

娘の死後、両親は学校を提訴するほか、電磁波過敏症の研究をするよう、イギリス政府に求めています。

集団訴訟が起きたイスラエルの対応

二〇一二年、イスラエル教育省が学校へのＬＡＮ導入を発表した後、電磁波過敏症の子どもの保護者らから、無線ＬＡＮ導入に反対するパブリックコメントが数百通寄せられました。それでも教育省は、有線ＬＡＮだけでなく、無線ＬＡＮの導入も認めたので、保護者による集団訴訟が起きました。

提訴されたイスラエル政府は、直ちに省庁間連携チームを発足させ、学校ＬＡＮのあり方について検討を開始しました。そして有線ＬＡＮの導入が難しい場合に限って、条件付きで無線ＬＡＮの導入を認めることになりました。

保育園と幼稚園では無線ＬＡＮの導入は禁止され、小学生も学年ごとに教室でのインターネットの使用時間が制限されています。例えば、小学校一～二年生が教室でインターネットを利用できるのは一日一時間までで、一週間に三日以内、三年生は一日二時間、週四日以内とされています。

タブレットなどのパソコンを使った学習は、一～三年生は全授業の二〇％以下、四～六年生は三〇％以下に制限しています。また、学校は、電磁波に関する教育プログラムを実施しなくてはいけません。全ての教室で、教師がいる場所に有線ＬＡＮアクセスポイントを設置し、必要な場合は利用できるようにします。

また、通信設備と端末が導入された全ての学校で、導入前と導入後に専門家による電磁波測定を行ない、環境保護省の指針値以内か確認しなくてはいけません。

イスラエル保健省が二〇一七年に発表した資料によると、環境保護省と保健省は、国際非電離放射線防護委員会（ＩＣＮＩＲＰ）の一〇％を指針値とするよう求めました。ただし、エネルギー省と財務省が反対しているため、この指針は、国の規制としては反映されていません。導入が遅れていた日本は、諸外国の事例から学び、より安全な学習環境を作ることができたはずです。

なお、二〇一一年に世界保健機関（ＷＨＯ）の下部組織で、さまざまな物質の発がん性を分類する国際がん研究機関（ＩＡＲＣ）は、無線周波数電磁場を「発がん性の可能性があるかもしれない（グループ２Ｂ）」に分類しました。

つまり、学校で無線通信機器を使って授業をすることは、発がんの可能性があるかもしれない無線周波数電磁波に、子どもたちを慢性的に被曝させることになります。環境因子に敏感な子どもたちを、このようなリスクに曝してもいいのでしょうか。学校は、全ての子どもにとっても安全な環境であるべきです。

パソコンの利用で成績が下がる？

二〇一一年に文部科学省は、二〇二〇年までに全国の児童・生徒がパソコンを一人一台使って授業を受けられることを目指す『教育の情報化ビジョン』を発表しました。児童生徒がインターネットにアクセスできるよう、超高速の校内無線ＬＡＮを整備することも認めています。

しかし、その後も学校無線ＬＡＮやパソコンの導入は進まず、二〇一九年三月末になっても、小学校で六・一人で一台、中学校は五・二人で一台、高校は四・四人で一台でした。教室にいる児童生徒全員がタブレットでインターネットに接続するには、普通教室にも無線ＬＡＮを導入しなくてはいけませんが、導入率は小学校で四三・四％、中学校で四二・二％、高校で二九・二％に止まりました。

一方、諸外国では前述したように、学校無線ＬＡＮによる健康被害や反対運動、保護者による集団訴訟などが起き、規制する自治体も増えていきました。本来なら、諸外国の状況を参考にして、無線ＬＡＮの安全性を検証し、計画を見直すべきだったのですが、政府は見直しをしませんでした。

そして新型コロナウィルスの流行によって、パソコンの利用と普通教室への無線ＬＡＮ導入が一気に加速することになりました。二〇二一年三月末までに、小中学生に一人一台学習用タブレットを支給し、四月からは一部の学校にデジタル教科書を配布して実証実験を行なうことになったのです。

学習への効果は？

経済協力開発機構（ＯＥＣＤ）は、一五歳の子どもを対象に、数学的リテラシー、科学的リテラシー、読解力を調べる学習到達度調査（PISA）を三年ごとに行なっています。

二〇一二年に行なわれた調査によると、オーストラリアはすでに一人一台の環境を実現し、デンマークとノルウェーは二人に一台、オランダは二・五人に一台の環境を実現していました。

しかし、PISAの結果は、授業でパソコンを利用する頻度が高いと成績が下がる傾向があることを示しました。家庭や学校でパソコンの利用が増えても成績が上がる可能性は低い、とも指摘されています。

二〇一五年と一八年の調査結果を比較すると、日本は、数学的リテラシーと科学的リテラシーは、世界トップレベルを維持していますが、読解力は、統計学的に有意に下落しました。二〇一五年の読解力は世界第六位（五一六点）でしたが、一八年には一一位（五〇四点）に下がりました。

今後、パソコンの利用頻度が増えるでしょうが、成績への悪影響がでないか注視していく必要があります。

集中力・記憶力が低下する？

二〇〇〇年頃から、携帯電話基地局周辺で頭痛や耳鳴り、睡眠障害などの体調不良を訴える人が多いことを示す疫学調査が、フランス、ドイツ、オーストリア、エジプト、ポーランドなど、世界各国で報告されてきました。基地局周辺で報告されてきた主な症状の中には、記憶力の低下や集中力の減少もあります。

ドイツでは、基地局が新設された村で、住民の尿を半年ごとに採取し、ホルモンの分泌量の変化を調べる研究が行なわれました。外的ストレスに抵抗するアドレナリンやノルアドレナリンの分泌量は一時的に上昇した後、減少に転じました。これらのホルモンの産生を調整するフェニルエチルアミンというホルモンも、同様に、一時的に上昇した後、減少し続けています。また、どのホルモンも、被曝量が多いほど大きく変化しました。

フェニルエチルアミンは、ＡＤＨＤやうつ病の人に不足しているホルモンです。日本でも発達障害の子どもが年々増えていますが、環境中の電磁波が影響している可能性はないのでしょうか。

アメリカ、ハーバード大学のマーサ・ヘルベルト博士らは、電磁波への被曝が自閉症スペクトラムに影響を与えている可能性を指摘しています。そして、「認識や学習、注意、記憶または行動的な問題を含む神経学的な問題にある子どもたちに、有線の学習、生活、睡眠環境をできるだけ多く提供すること」などを求めています。

アメリカ環境医学アカデミーも「学習障害や免疫応答の変化、頭痛などの無線周波数からの有害な健康影響は明らかに存在し、科学的文献で十分に実証されている。学校では、有線などのより安全な技術の使用が強く推奨される」と述べています。

学校無線LANで被曝量が増加

海外では、学校無線LANやタブレットから発生する電磁波測定を、さまざまな研究機関や省庁が行なっています。

英国健康保護庁のアザー・ペイマン博士らは、英国で主に使われているパソコン一五機種と、アクセスポイント二〇機種から発生する電磁波を実験室で測定しました。

最も高い数値は、パソコンから五〇㎝の距離で二・二二一㎼／㎠（マイクロワット／平方センチメートル）でしたが、アクセスポイントから五〇㎝の場所では八・六七一㎼／㎠と、パソコン周辺より約四倍高い数値が検出されました。

筆者も中学校の教室で電磁波を測定しましたが、アクセスポイントに近いほど電磁波が強くなり、離れるほど弱くなりました。アクセスポイントを子どもからできるだけ離れた場所に設置した方が良いでしょう。

また、スウェーデンのルレオ独立環境研究所のレナ・K・ヘデンタール博士らは、学校での子どもたちの被曝量を推計するために、七つの学校で一八人の教師に電磁波測定器を装着させて、学校内の被曝を調査しています。

その結果、最も強い値が出たのは、学校無線LANが導入された学校で、教師が携帯電話を使っている時でした（八・二八五μW／㎠）。しかし、有線ＬＡＮで接続している学校では〇・〇二四μW／㎠で、上記の値のわずか〇・二九％に止まりました。

オーストリア医師会は、最新の科学的文献に基づいて、電磁波に関わる健康相談に対応するための診断治療ガイドラインを二〇一二年に発表し、患者の被曝量を判定するための指針値も策定しました。「正常範囲内」は〇・〇〇〇一μW／㎠以下とし、〇・一μW／㎠以上だと「正常よりはるかに高い」と評価しました。

オーストリア医師会の指針と比較すると、ペイマン博士らの測定結果とヘデンタール博士らの無線ＬＡＮ導入校での値は「正常よりはるかに高い」レベルです。このような環境で子どもたちが長期間、過ごすのは避けるべきです。「正常範囲内」の環境を学校に作りたいものです。

ちなみに、総務省の電波防護指針は無線ＬＡＮの周波数帯について一〇〇〇μW／㎠まで認めていますから、オーストリア医師会の正常範囲内とされた〇・〇〇〇一μW／㎠より、一〇〇〇万倍緩いことになります。しかし、欧州環境医学アカデミーは、オーストリア医師会よりさらに厳しく、Ｗｉ－Ｆｉの予防的指針値を「敏感な集団」の場合に〇・〇〇〇〇一μW／㎠としていることに留意すべきです（第２章）。

なお、二〇一一年に発表された欧州評議会勧告のプレスリリースでは、次のように示されています。「電磁場、とくに携帯電話からの無線周波数に対して、脳腫瘍のリスクが最も高いらしい子どもたちや若者の被曝を減らすために、あらゆる合理的な対策をとることを、今日、欧州各国政府に求めた」。

「政府は、一般の、とくに学校や教室の子どもたちのために、有線インターネット接続を優先し、学校の敷地内で生徒による携帯電話使用を厳しく規制するべきで、とくに子どもたち、ティーンエイジャー、生殖年齢の若者に対して、人間の健康と環境に潜在的に有害な長期的生物学的影響のリスクについて意識向上キャンペーンと情報提供を行なうべきだ」。

日本でも欧州評議会勧告と同様の対策が必要です。

無線LAN被曝で確認された七つの影響

ワシントン州立大学名誉教授のマーティン・L・ポール博士は、これまでに発表された無線LANに関する研究をレビューし、七つの影響が繰り返し観察されていることを確認しました。

それは、酸化ストレス、DNA損傷、精巣・精子の損傷、アポトーシス（細胞の自然死）、脳波図の変化を含む神経心理学的影響、ホルモン分泌の変化、カルシウムイオンの上昇です。

カルシウムイオンは、神経伝達物質の放出、筋肉の収縮、遺伝子の発現、免疫細胞の活性化など、ほとんどすべての生命現象に関わります。マイクロ波電磁波に被曝するとカルシウムイオン・チャネルが活性化され、細胞内にカルシウムイオンが過剰に発生し、そのため、神経系や内分泌系などに多様な影響が起きると考えられています。

動物実験では、被曝開始から一～二カ月で脳と神経細胞に変化が起き、被曝を中止すると構造的な変化は消えました。しかし、被曝期間が長くなると、脳と神経の構造に深刻で不可逆的な変化が発生しました。

また、胚性幹細胞（体の中の全ての細胞に分化できる多分化能を持つ）は、電磁波の影響を強く受けることが報告されています。幹細胞の密度は胎児や幼児で高く、加齢とともに減少します。そのため、幼児への影響は大人よりもはるかに高い、と考えられています。

ポール博士は、「成人よりも若者に影響を与える可能性」を指摘し、「これらの七つの影響は、無線ＬＡＮの確立された影響と考えるべきだ」と述べています。

また、「全国の学校に無線ＬＡＮを設置することは、子どもたちの健康を脅かすだけでなく、教師や、非常に敏感な（教師の）胎児にとっても脅威となる可能性が高いことが明らかになった」と述べています。

学校無線ＬＡＮのしくみと対策

教室で全生徒がタブレットを使ってインターネットにアクセスするには、無線ＬＡＮを整備する必要があります。そのため、校内には有線の通信回線と、電波（無線周波数電磁波）を発生させるアクセスポイントが設置されます。

外部につながる「拠点ルーター」から、各階に設置される「フロアスイッチ」へLANケーブルが伸び、さらに各教室のアクセスポイントに繋がります。

通常、アクセスポイントは壁の上部や天井に設置されます。電磁波被曝量は、「強さ×時間」で決まるので、同じ利用時間でも、アクセスポイントに近い席では被曝量が増えます。

北海道札幌市は、二〇一七年に学校無線LANの導入を開始しましたが、導入当初から各教室でアクセスポイントの電源を切れるようにしていました。教室の下側にある電源コンセントの側にPoE給電機（LANケーブルを通じて電力と情報を送る）を設置し、天井付近にあるアクセスポイントへLANケーブルを接続します。

そのためPoE給電機の電源を切るか、プラグを抜けば、アクセスポイントから発生する電波を止めることができます。さらに、電磁波過敏症の児童生徒がいる場合は、被曝を減らすためにこまめに電源を切るよう、全校へ通知していました。

しかし、学校によっては、PoEの集中的電源供給を採用し、学校の管理者パソコンに教室ごとにオフにできるソフトを入れ、症状を訴える子どもが現れたら個別に対応するケースもあります。

子どもたちの被曝量を減らすために、地元の教育委員会へ働きかけを続けてきた電磁波過敏症の女性は、「市教委によると、教室ごとにオフにできるソフトは、無線を発生する機器があるかどうかを自動サーチして、無いことが確認されたらスリープ状態になる。タブレットを機内モードに設定したり、電子黒板やデジタル教科書は無線でなく有線で繋ぐなど、ソフトと端末の対応をセットで考えなくてはいけない。また、教室内にスマホや携帯電話を持ち込んでいる子どもがいれば、それもサーチされてしまい、結局無線を切れないのではないか」と懸念しています。

デジタル教科書について、多くの学校がクラウド方式（インターネット経由でサービスを利用する）を採用していますが、クラウド方式だと常時、インターネットに接続しなくてはいけません。システムやデータ管理を、クラウド事業者に委ねることになるので、事業者のサーバーで問題が発生した場合、データが消えるおそれがあります。横浜市では二〇二一年八月、事業者のミスで、児童の出欠やテスト結果を入力する校務システムのデータから、最新データが削除され、市立小学校二五〇校で再入力をすることになりました。また、情報漏洩のリスクが存在し、セキュリティ上のリスクが高いという問題もあります。

ちなみに、学習用タブレットもサイバー攻撃の対象になっています。二〇二一年一月には、イギリス政府が支給した学習用ノートパソコンがワームに感染していることが発覚しました。ワームはマルウェアの一種で、自分で複製を作って増殖し、他のデバイスに感染していきます。

イギリス政府は新型コロナウィルスの感染拡大で自宅学習する子どもたちのために、八〇万台以上のノートパソコンを配布しましたが、その一部が、ウェブサイトの閲覧傾向や、銀行口座などの個人情報を集めるスパイウェアをインストールするワームに感染していたのです。セキュリティの確保も重要な問題です。

各端末にインストールしていれば、教科書を見るためにインターネットにアクセスしなくて済みます。いつでも電源を切れるようにＰｏＥ給電機を教室に設置して、本当に必要な時にだけ、インターネットにアクセスできるようにすれば、被曝量を減らせるでしょう。また、無線通信を減らせるので、省エネにもなります。

静岡県下田市の中学校では、電磁波過敏症と化学物質過敏症を併発した新入生のために、すでに設置されていた校内の無線ＬＡＮを全て有線ＬＡＮに切り替えて、この生徒が学べるように配慮をしました。

北海道札幌市の中学校では、警察無線の影響で、上の階にいくほど電磁波が強くなりました。この学校では一年生が一階で学び、進級するごとに二階、三階へ学年ごと移動することになっていました。しかし、電磁波過敏症と化学物質過敏症の子どもを持つ保護者が学校と相談し、三年間、一階で学べるようになりました。

ところが、翌年入学した新入生も電磁波過敏症と化学物質過敏症を発症しており、その後、転校してきた三年生も電磁波過敏症と化学物質過敏症でした。結局、この中学校は全ての階に過敏症の生徒が在籍することになったのです。小手先の対応ではなく、学校そのものが安全な環境になるように考えなくてはいけません。

ちなみに、カナダ人権委員会は、化学物質や電磁波、低周波音などの環境因子に敏感な人はカナダの人口の三％おり、環境過敏症の人に配慮することは、「職場の環境の質と労働効率を改善する機会を与え、他の人が環境過敏症になるのを防ぐ」と述べています。

文部科学省は、障害があってもなくても共に生きるインクルーシブな社会を目指すために、インクルーシブ教育を推進しています。電磁波の安全性が確認されるまで、学校無線ＬＡＮの導入を一時停止するべきではないでしょうか。そのような合理的配慮が当たり前になれば、被害を未然に防ぎ、環境因子の影響を受けやすい子どもや病人、障害者の健康を守り、弱者に配慮した安全な社会につながるでしょう。

学校無線ＬＡＮガイドラインを定めた自治体

アメリカのメリーランド州は、公衆衛生の分野で世界的に有名なジョンズホプキンス大学やメリーランド大学公衆衛生学部に文献調査などを依頼し、無線周波数電磁波のリスクを評価しました。その調査報告に基づき、二〇一六年に、学校には有線ＬＡＮを設置するよう求める報告書を発表しました。

メリーランド大学は、長期間被曝した場合の健康影響に関する研究がまだ存在せず、長期被曝の影響が明らかになっていないことを指摘しました。アメリカ国内で販売されている無線通信機器は国の基準を満たし、一般的な無線ＬＡＮの被曝値や最悪の場合を想定した値も、同国の指針値以下でしたが、アメリカの指針値（日本と同じ値）は、二〇年以上前につくられたものです。最新の研究を反映していない上に、もっとも傷つきやすい集団である子どもたちを考慮していないと批判しています。

具体的な電磁波対策として、「無線ＬＡＮのある教室では、電源を切れるようにすること」、「教室を新設する場合や電気工事を既存の教室に行なう場合は、有線ＬＡＮケーブルを加えることができる」、「膝の上ではなく、机の上にパソコンをおくこと（体から離して机の上に置くことで、少しでも被曝を減らすため）」、「使わない時にアクセスポイントの電源を切る」、「アクセスポイントを出来るだけ生徒から離れた場所に設置する」などです。

また、「使わない時に無線ＬＡＮを切るよう、子どもに教える」、「この報告書を教師と保護者の間で共有する」と、情報共有も勧めています。なぜ、無線ＬＡＮを切る必要があるのかを子どもたちに伝えれば、無線機器を使う際にも電磁波の影響を意識するでしょうし、それが健康を守ることにつながるはずです。

また、教師の健康にも配慮する必要があるでしょう。とくに、胎児はもっとも傷つきやすいと考えられているので、妊娠している教師への配慮は重要です。

デジタルメディアと子どもの健康

ドイツ、バーデン＝ビュルテンベルク州医師会は、二〇〇九年にシンポジウム「インターネットは子どもを病気にするのか？」を開き、デジタルメディアや電磁波と子どもの健康について、検討してきました。

同医師会の「デジタルメディアに関する医師作業部会」のヨルグ・シュミット医師は、新型コロナウィルスのパンデミックによって、子どもたちのデジタルメディア消費が増えていることを指摘しています。ロックダウン期間中にゲームなどの利用時間が約一・八倍になり（七九分から一三九分に増加）、このほかにもソーシャルメディア・ネットワークに三時間を費やしているので、ティーエイジャーは毎日五～六時間をデジタルメディアに費やしている、といいます。

さらに、これらのデジタルメディア消費は、ネットでのいじめにつながり、うつ病や自殺のリスクが高まっているほか、スマートフォンの利用によって近視が増えていることも指摘しました。

このことから二〇二一年四月、同作業部会はバーデン＝ビュルテンベルク州政府に対して公開書簡を送り、子どもたちがスマートフォンに触れないようにすることなどを求めています。シュミット医師は、学校で健康を脅かす無線ＬＡＮをインストールするなら、少なくともスイッチをオフできるようにするべきだと州政府に訴えました。「教師にもそれを義務付けなければ、子どものリスクが増える」ので、「学校では有線ＬＡＮ接続を優先する必要がある。無線ＬＡＮは一時的な例外だ」と述べています。

電磁波過敏症への配慮も求める

また、同作業部会は、環境中の電磁波に曝されている人々の保護と医師への教育も求めました。無線周波数電磁波で頭痛や目眩、吐き気などの体調不良が起きることは一九六〇年代から報告があり、当時は「マイクロ波病」と呼ばれていました。マイクロ波とは、無線周波数電磁波の一部で、携帯電話や無線LAN、レーダーなどで使われる帯域です。

これらの電磁波への被曝で細胞にどのような悪影響が起きるのか、世界中の広範な研究で実証されており、十分な証拠があるとして、次のような対策を求めました。

一つは、医師会と過敏症患者をつなぐ相談窓口・ホットラインの開設です。さらに電磁波過敏症に特化した医師研修、環境政策の策定・推進のほか、電磁波に敏感な人が、通常の社会生活から排除されて社会的孤立の中で生活するのを防ぐために、無線を使わない居住地域を作ることも求めました。

また電磁波過敏症を精神医学に任せるのではなく、環境疾患として認識するよう政策支援も訴えています。

公開書簡では、無線のない病室をつくること、電磁波過敏症諮問委員会の設立も訴えました。電磁波過敏症に苦しむ人はドイツでも増加しており、発症率を約一〇%と推計する報告も上がっています。

「電磁波過敏症の人々は、ドイツの電磁波被曝基準を大きく下回る被曝量で、頭痛、睡眠障害心臓の心拍数の異常、消化器系の問題を起こす」ので、全国の大学でこの疾患に対応した研修コースを推進するほか、患者が病院で回復できるように、電磁波のない病室を全ての医療施設に設けることを求めました。

コルネリア・メイスル医師は、「電磁波過敏症の人たちは無線ＬＡＮのある病院では回復できず、近隣の放送施設や患者同士の携帯電話などにも耐えられない。電磁波患者のために、全国の診療所に、無線のない病室が必要だ」と訴えました。

電磁波過敏症患者が体調を改善するには、電磁波のない環境が必要ですが、今では市街地だけでなく郊外にも携帯電話基地局の設置が進んでいます。電磁波を避けるために、山奥に避難する人もいますが、避難先にも、知らないうちに基地局が設置され、途方にくれているという相談も少なくありません。

もしも、専門医がいる病院で、電磁波のない病室に入院し、治療を受けることができれば、安心して治療に専念できるでしょうし、重症化を防ぐことにもつながります。この公開書簡で提案された内容が実現されれば、どれほど多くの患者が救われるでしょうか。そして、電磁波を避けることが社会常識になれば、発症予備軍を減らすことにもつながるでしょう。

また、メイスル医師は「５Ｇの拡大や、市街地での５Ｇスモールセルの設置は、都市部の電磁波を強め、敏感な人たちはそこに留まることができなくなる。スウェーデンでは電磁波過敏症を二〇〇二年から障害として認めている」として、マイノリティである電磁波過敏症の保護を強く求めました。

アメリカの学校無線LAN裁判

カリフォルニア州の控訴裁判所では、電磁波過敏症の教師エミリー・ブラウンさんが、ロサンゼルス統一学区(LAUSD)を相手に、裁判を起こしていました。ブラウンさんが働く学校では、二〇一五年四月に無線LANのシステムを最新版にアップグレードしましたが、ブラウンさんは、その直後から、慢性的な痛み、頭痛、吐き気、かゆみ、皮膚の灼熱感、動悸、息切れ、疲労感などに悩まされるようになりました。

上司に相談して数日間、休みましたが、学校に戻ると数時間で再発しました。なおアメリカでは電磁波過敏症や化学物質過敏症も、障害として認められます。「障害のあるアメリカ人法(ADA)」では、主要な生活活動(見る、話す、食べる、眠る)や身体機能(免疫機能、呼吸、消化活動など)が妨げられていることを「障害」としています。連邦政府の建築・交通バリア・コンプライアンス委員会は、化学物質過敏症や電磁波過敏症はADAの下で障害として認められる、と二〇〇二年に認めたのです。

その三年後、アメリカ国立建築科学研究所は、化学物質過敏症や喘息などの呼吸器疾患がある人や電磁波過敏症の人でも公的施設や商業施設を利用できるよう、無香料や携帯電話の電源オフなどを定めたガイドラインを策定しています。

ＬＡＵＳＤは、ブラウンさんが働く教室と周辺の教室のアクセスポイントの電源を切ることで合意しましたが、実際には稼働していました。

そこでブラウンさんは、無線周波数電磁波を遮蔽するシールドペンキや、そのほかのシールド材で電磁波対策をするよう求めましたが、ＬＡＵＳＤは拒否しました。ＬＡＵＳＤが契約していたコンサルタントが、無線ＬＡＮの被曝量は安全なレベルだと示したからです。ブラウンさんは、中立的なコンサルタントが電磁波を測定するよう要求しましたが、ＬＡＵＳＤは拒否しました。

ブラウンさんは、有給休暇と病気休暇を使い果たし、障害休暇を取らなくてはならなくなりました。経済的損失が発生したので、賠償請求と差し止めによる救済を求めましたが、一審では敗訴しました。しかし、控訴審では彼女の訴えが認められました。ＬＡＵＳＤの対応は「カリフォルニア公正雇用住宅法」が禁じた障害者差別にあたる、と判断されたのです。

フランスでも、電磁波過敏症を発症し、フランス南西部で電気のない生活をしている女性に対し、障害者年金の支給を認める判決が二〇一五年に出ています。

日本でも、学校無線ＬＡＮで体調不良を訴える教師や子どもたちがいます。子どもたちが学ぶ権利を守るために、そして安全な労働環境をつくる必要があります。

せめて、無線のない教室を用意し、体調不良を訴えた人が避難できるようにしてはどうでしょうか。無線周波数電磁波をシールドするペンキは、日本でも購入できるので、それらを利用して電磁波対策をするのも一案です（問合せ：住環境測定協会、電話〇八二・八九〇・一〇二三）。

電磁波過敏症発症者の八〇％は、化学物質過敏症も併発しています。保健室のベッドで横になろうとしても、合成洗剤や柔軟剤の匂いが原因で、寝ることもできない、という子どもたちもいます。保健室は電磁波や香料などが少ない、安全な環境にしてほしいものです。

新型コロナ流行中の自宅学習

ロシア保健省とロシア非電離放射線防護委員会は、新型コロナウィルスによる自宅学習期間中のガイドラインを、二〇二〇年三月に発表しました。

教科書とノートを使って学ぶよう推奨し、パソコンを使う場合は有線ネットワークでインターネットに接続することを勧めました。無線ネットワークを使う場合は無線ＬＡＮアクセスポイントから五ｍ以上離すよう求め、一八歳未満の子どもには、学習目的であってもスマートフォンの使用を禁止しました。

また、電磁波以外の健康影響にも配慮しています。ヘッドフォンを使う必要がある場合は、六〇％以下の音量で、一時間以内の利用に制限しました。

表１　コンピューターの利用時間と休憩時間

年代	コンピューター利用と休憩時間の比率	スクリーン利用時間（TV視聴含む）
6～8歳未満	1：3（例：10分学習したら30分休憩）	2時間以下
8～12歳未満	1：2（例：10分学習したら20分休憩）	
12～15歳未満	1：2（例：30分学習したら60分休憩）	3.5～4時間
15～18歳未満	1：1（例：45分学習したら45分休憩）	

ロシア保険省「一八歳未満の子どもの遠隔教育におけるデジタル環境セキュリティ」(2020)

眼精疲労にも留意し、休憩中に目の体操をし、全身疲労を防ぐために軽い運動をすること（体を曲げる、スクワットなど）を勧めています。

六歳未満の子どもは、家庭でのパソコン学習を行なわないこと、六～一二歳の子どもはパソコン学習を最小限に抑えることを求めました。遠隔在宅学習でパソコンを使うのは一五歳以上にしか許可していません。また、各年代ごとに、学習と休憩のタイミングや休憩時間、テレビ視聴を含むスクリーン利用時間を明確に示し、六～一二歳は二時間以下、一二～一八際は三・五～四時間に制限しました（表1）。

「視覚障害および筋骨格疾患のリスクを減らすために、パソコンで学ぶ子どもには、適切な学習環境を提供する必要がある」として、テーブルと椅子の高さが子どもの体にあっていること、スクリーンに照明を当てないよう求めました。タブレットを三〇度の角度で机に置き、スクリーンから生徒の目まで少なくとも五〇㎝離すよう、具体的に指示しました。

「子どもの学習環境の主な光源は、スクリーンの横に置かなければいけない（スクリーンの奥や裏側に置かないこと）。光源の明るさは、スクリーンの明るさとほぼ一致している必要がある」と、詳しく説明しています。

文部科学省の指針は不十分

文部科学省は二〇一五年に、『児童生徒の健康に留意してICTを活用するためのガイドブック』を発表し、カーテンや照明、姿勢について説明していますが、電磁波のリスクや対策、使用時間については何も触れていません。ロシアのように明確な指針もありません。ヘッドフォンの音量は「大きくしすぎないように」、ドライアイや視力低下に注意するように、指示しているだけです

二〇一九年に発表した『教育情報化に関する追補』でも姿勢が悪くならないように注意し、写り込み防止のカーテンなどに触れている程度です。

山梨県甲府市の市議会議員で、長年、大人の労働安全衛生に関心を持ってきた山田厚さんは、「大人でもリスクがあるのに、子どもの段階で大丈夫なのか」と考え、資料を集めて冊子『ICT化で脅かされる子どもの健康と学力』（全国労働安全衛生研究会）を作成しています。

冊子を作った時に学校関係者とセミナーを開きましたが、「教員も大変なようで、英語や道徳にもパソコンが導入され、対応する時間がない。四〇代、五〇代以上の教員は、黒板に書けば十

分だ、と言っていた。そこに新型コロナが流行し、事態が加速した」そうです。

甲府市も二〇二〇年に、一人一台タブレットとシステム工事が始まりましたが、「ガイドラインで示されたカーテンや間接照明、少し幅の広い机を使うことや、タブレットを使いやすいように角度を調節できる椅子などの予算はゼロ。お金をかけるのは、タブレットとシステム工事だけだ。基本的には、子どもの健康・安全は後回しの状況」と訴えます。

また、大人のパソコン使用について労働安全ガイドラインやＶＤＴガイドラインはありますが、子どもの学習時間に関する指針はありません。山田さんは議会で質問し、総合的な時間制限のマニュアルを作ることなどを求めています。

東京都新宿区では、よだかれん区議の議会質問がきっかけで、パソコン画面から発生するブルーライトから目を守るために、ブルーライト・カットシートを全ての学習用パソコンに貼ることが二〇二〇年に決まりました。

ブルーライトは、網膜への影響が心配され、眼精疲労、ドライアイ、睡眠障害、イライラやうつ症状を引き起こす可能性がある、と言われています。

よださんは、「無線ＬＡＮはすでに完備されており、二〇二〇年度内に全区立小・中学校の児童生徒に端末を提供する。一万五〇〇〇人分なので六億九〇〇〇万円かかり、ランニングコストも年間一二億円必要だ。教育の場を『企業の儲けの場』にしようとしていると感じる」と言います。

議会質問で、電磁波過敏症の人もいるのに、発育途中の子どもへの影響は大丈夫なのか尋ねましたが、新宿区の回答は、「国の防護指針で人体に有害な影響を及ぼさない値を示している。電磁波の安全性についても適切に対応されている。国が大丈夫と言っているから問題ない」というものでした。

保護者がブルーライトカットシートを買って貼っているケースもあります。教育委員会は、「ブルーライトを減らすソフトで対応する」と言っていましたが、実際に使っているかわからないので、自分でシートを購入したそうです。子どもは「シートを貼っている方が目が疲れ難いし、使いやすい。シートを貼っていない方が画面が反射する」と言っているそうです。

すでに各国で健康問題が発生し、集団訴訟も起きています。子どもたちや教員（とくに妊婦）の健康を守るためにも、海外で何が起きたのかを調査し、健康を守るために対策を取るべきです。

子どもの健康管理とプライバシー侵害

政府は、敷地・建物内に自前の5G網を構築する「ローカル5G」を学校に導入することも認めています。学校無線LANが未整備な学校では、ローカル5Gを導入するかもしれません。

総務省は、「5Gの特徴を活かした次世代の教育」として、個別最適教育、専門教育、健康管理を掲げています（表2）。

習熟度別の「個別最適教育」や「専門教育」は、まだ理解できますが、子どもにセンサーをつけ

表２　総務省が掲げる５Ｇの特徴を活かした次世代の教育

５Ｇの特性	事業案
超低遅延	個別最適教育（→創造力向上） ・習熟度別、複式学級、外国語学習におけるグループ学習 ・臨場感ある通信によるリアルな社会・職業体験
超高速	専門教育（→教員の人的リソースの有効活用） 技術系授業（理科、音楽、美術、技術、体育等）において、自校にいない専門教員からの授業
多数同時接続	健康管理（→心身の総合的指導） ・各種センサーを通じて得たバイタルデータを踏まえて、心のケアや集中度合いに応じた生活指導を実現

出典：総務省「GIGAスクール構想の実現パッケージ」（2020年）

てバイタルデータを集め、生活指導を行なう「健康管理」は人権侵害にならないでしょうか？

この事業案について、総務省情報活用支援室に「倫理的、医学的な問題を検討した上で実施するつもりなのか」を尋ねましたが、「センサーが間に合わないので、今年度は、健康管理の事業は見送りになった」という回答でした。

健康管理と称して子どもにセンサーを付けさせ、データを集めたとして、そのデータをどのように管理するのか、センサー装着の是非について子どもや保護者の意思はどのように反映されるのか、検討すべき項目はたくさんあります。人権保障の観点から広く議論し、合意が形成されなければ、実施してはいけません。

新型コロナウィルスと消毒のリスク

新型コロナウィルスの流行によって、学校でも消毒するようになりましたが、消毒剤によって体調を崩す子どもも増えています。

ある小学校では、化学物質過敏症を発症した小学生のために、特別支援教室を開設していましたが、玄関や廊下には、他の児童の衣類から揮発した柔軟剤や、消毒で使われた塩素系漂白剤の臭いが溢れています。そのため、この児童は、玄関を通らずに、特別支援教室の窓から出入りしています。

文部科学省は、教室の床や机、椅子について「特別な消毒作業は必要ない」とし、ドアノブや手すりなど大勢がよく触れる場所を一日一回水拭きした後、消毒液を浸した布などで拭くよう推奨しています。過剰な消毒が行なわれていないか、学校に確認することも必要です（「学校における新型コロナウィルス感染症に関する衛生管理マニュアル」2020.12.3.Ver.5）。

なお、厚生労働省、経済産業省、消費者庁の「新型ウィルスの消毒・除菌方法について」を見ると、次亜塩素酸ナトリウムや次亜塩素酸水での消毒方法を説明する一方で、「塩素に過敏な方は使用を控えてください」と注意を促しています。アルコールによる消毒についても「アルコール過敏症の人は使用を控えてください」とあります。

児童生徒のなかには、さまざまな体質や健康問題を抱えた子どもがいます。塩素やアルコール以外の消毒方法として、石鹸の有効性も示されているので、石鹸水で消毒してはどうでしょうか。

ちなみに、シャボン玉石けん株式会社と広島大学大学院の坂口剛正教授は共同研究を行ない、手洗い用洗浄剤によく使われている界面活性剤三種類の抗ウィルス効果を調べました。その結果、石けん成分の「オレイン酸カリウム」の効果が最も高く、新型コロナウィルスを九九・九九％以上不活性化することがわかりました。

あらゆる施設で消毒が行なわれていますが、大人でも化学物質過敏症の症状が悪化した人がいます。子どもたちの健康を守るために、できるだけ安全な方法を選びたいものです。

学校にあふれる化学物質のリスク

学校には、生徒がつける消臭剤や合成洗剤・柔軟剤、床用ワックスなど、さまざまな化学物質があふれています。柔軟剤や消臭剤などに含まれている香料も化学物質です。現代人は一日の九〇％を屋内で過ごすと考えられていますが、建材や家具、カーテン、合成洗剤や柔軟剤などの洗剤で洗った衣類、ワックスを塗った床などからは、さまざまな化学物質が揮発しているので、「化学物質のスープ」とも言われています。

ワシントン大学のステインマン博士はシャンプーや柔軟剤、合成洗剤、消臭剤など二五製品に含まれる化学物質を分析し、一三三種類の揮発性有機化合物を検出しました。

なかには、人体や環境に有害な影響を与える物質も含まれていました。例えば、発がん性の怖れがあるアセトアルデヒドやホルムアルデヒド、クメン、中枢神経に障害を起こす樟脳（カンファー）、メタノール、アレルギー性皮膚反応を起こすベンズアルデヒドなどです（拙著『シックスクール問題と対策』で詳述)。

これらの物質は屋内の空気環境を汚染し、呼吸器の障害、偏頭痛、皮膚症状、喘息発作、神経系症状、認識障害などを引き起こす可能性があります。

海外での香料規制

ヨーロッパの湿疹患者の約一六%は香料に敏感で、健康な人でも一~三%は香料へのアレルギーがあると考えられています。欧州連合(EU)では、皮膚にアレルギーを起こす化学物質八二種類を公表し、特に有害な影響が報告された三物質を、EUの市場で販売することを禁止しました。

カナダ労働安全衛生センターは、化粧品や消臭剤、柔軟剤などの香料で起きる症状として、頭痛やめまい、吐き気、疲労、虚弱、不眠、上気道障害、息切れ、皮膚炎、不快感などを示しています。また、「無香料だ」と宣伝する商品への注意も促しました。「無香料をうたっている製品は、化学物質で臭いを誤魔化しているだけかもしれない」からです。

カナダやアメリカには、職場環境から香料を排除する無香料ポリシーを導入する自治体や公共施設、企業、病院、学校があります。カナダ労働安全衛生センターは無香料ポリシーを掲げ、香料の使用を禁止しています。対象となるのは、化粧品や消臭剤、防臭剤、ポプリ、エッセンシャルオイル、衣類用洗剤・柔軟剤などです。

カナダ、ケベック州マギル大学のフレーゲル博士らによると、喘息患者の二七％は香料で症状が悪化すると言っているそうです。そのため、フレーゲル博士は「私たちの病院には人工香料を置かない」と宣言しています。

アメリカのカリフォルニア州は「学校や職場で無香料ポリシーを採用すること」などを勧告しています。日本でも、環境因子に敏感な子どもたちを守るために、無香料ポリシーを導入するべきではないでしょうか。

政府が香害のポスターを制作

シャンプーや洗剤、柔軟剤、消臭剤、香水などに含まれる香料は、揮発性の天然・合成化学物質で、人体や環境に有害な影響を与える物質も使われています。近年は「香害」と言う言葉が広く使われるようになり、香料製品で体調を崩す人がいることも知られるようになりました。

香料製品の自粛を求めるポスターを、消費者庁、厚生労働省、経済産業省、環境省が連名で、作成しました。ポスターは、消費者庁ホームページからダウンロードできます。

ポスターには「柔軟剤などの香りで頭痛や吐き気がするという相談があります。自分にとって快適な香りでも、不快に感じる人がいることをご理解ください」、「香りの強さの感じ方には個人

図1　香料利用に関する日本とカナダのポスター

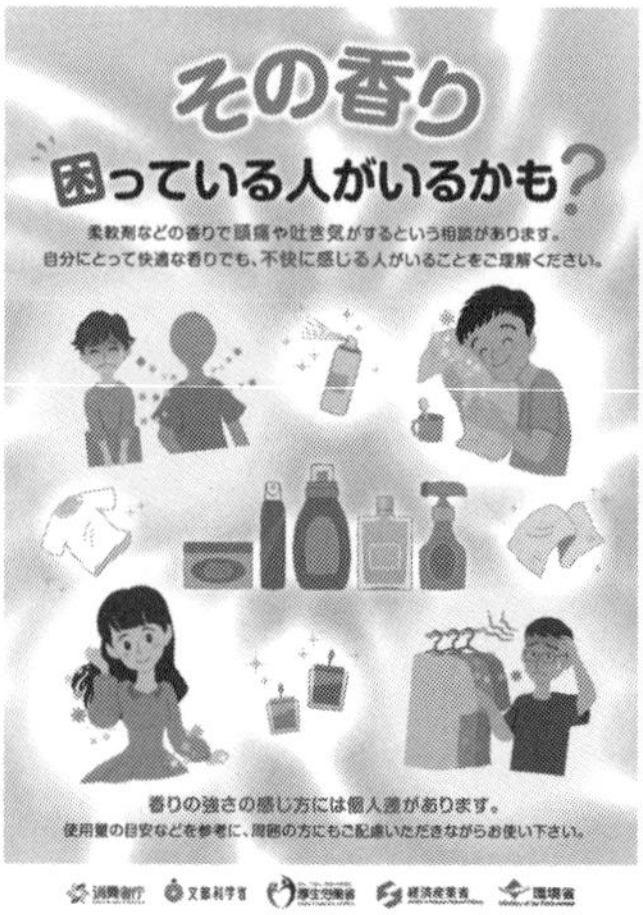

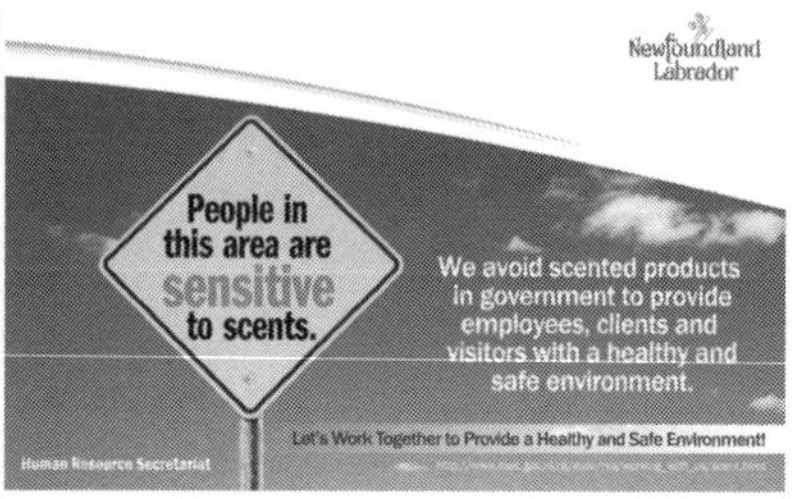

出典：www.exec.gov.nl.ca/exec/hrs/working_with_us/scent.html

差があります。使用量の目安などを参考に、周囲の方にもご配慮いただきながらお使いください」と書かれています（図1）。

政府がこのようなポスターを作ったのは大きな前進ですが、香料の有害な影響から健康を守るために、諸外国のようにもっと踏み込んで規制をするべきではないでしょうか。香料の問題は、政府のポスターで書かれたような「快・不快」という感覚の問題ではありません。人体や環境への有害影響を減らすため、科学的証拠に基づいて合理的に対策を進める必要があります。

消費者庁のポスターは「香りの強さの感じ方」に焦点を当てて配慮を求めていますが、カナダ、ニューファンドランド・ラブラドール州は、「職員や相談者、来客に健康で安全な環境を提供するために、庁舎内での香料使用は避けましょう」、「このエリアにいる人は香料に敏感です」と訴え、無香料を呼びかけています（図１）。

化学物質過敏症の子どもが増えている

新潟県立看護大学の永吉雅人准教授らの調査では、化学物質過敏症の疑いのある児童・生徒が増加傾向にあることが示されています。

永吉准教授らは、新潟県上越市で、二〇〇五年と一〇年、一七年に、小中学生の保護者を対象に、アンケート調査を行ない、化学物質過敏症の疑いのある児童・生徒の割合を調べています。

二〇一七年の調査では、市立の全小中学校七二校のうち、学校長の承諾を得た六二校の全児童・生徒一万一二七一人に配布し、七二二四人から回答を得ました。

アンケートで質問したのは、頭痛や筋肉痛、体のだるさ・倦怠感、関節痛、アレルギー疾患、喉の痛み、微熱、腹痛・下痢・便秘、集中力・思考力の低下、物忘れ、皮膚の痒みや皮膚感覚の異常、月経過多などで、保護者が回答をしています。

その結果、一二・一％の児童・生徒が、化学物質過敏症様の症状を示していることがわかりました。小学校一年生では七・〇％でしたが、中学校三年生では一五・〇％で、小学一年生の二・一倍に増えていました。学年が進むにつれて化学物質過敏症様症状を示す割合が増えていくことがわかりました（図２）。

図2　化学物質過敏症様の症状を示す児童・生徒の割合

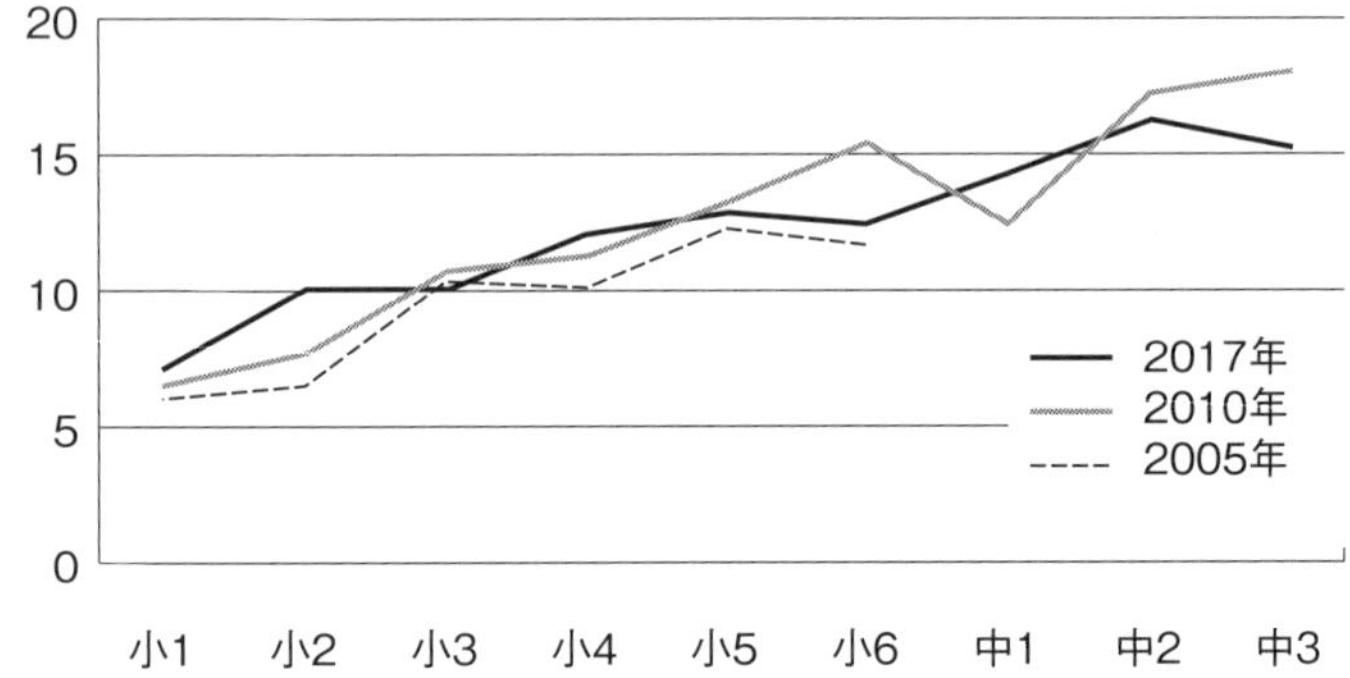

出典：永吉雅人ら、上越教育大学特別支援教育実践研究センター紀要（2020）26：39－41

文部科学省は、障害のある子もない子も共に学ぶ「インクルーシブ教育」を目指しています。インクルーシブ（inclusive）とは、「全てを含めること」を意味し、包摂性などと訳されています。

政府はインクルーシブ教育を通じて、障害があっても無くても共に生きる共生社会の実現を目指しているのですから、共生社会を目指す上でも、人体や環境に有害な影響がある化学物質を規制し、子どもたちの健康と学びを守るべきです。

参考文献

Public Health Service, Ministry of Health, Israel. "Environmental health in Israel 2017"
Peyman A., et al.Health Physics（2011）: 100（6）;594-612
Hedendahl LK., et. al. Frontiers in Public health.(2017) vol.5,article279.

Martin L. Pall. Environmental Research.（2018）164:405-416
Court of Appeals of California, Second District, Division Eight, No.B294240（2021）
Maryland Children's Environmental Health and Protection Advisory Council. "Wifi radiation in schools in Maryland final report"（2016）
Steinemann A., et. al., Environmental Impact Assessment Review（2010）：31（3）：328-333
Herbert M. & Sage C. Pathophysiology（2013）20.191-209,211-234
永吉雅人ら、上越教育大学支援教育実践研究センター（二〇一〇）二六：三九〜四一

第6章　各国で進む電磁波対策

5G導入に反対する自治体

スマートシティでは、無線周波数電磁波を利用するIoT機器が設置され、電磁波被曝量が増加するでしょう。

オーストラリア、ニューサウスウェールズ大学のプリヤンカ・バンダーラ博士らは、人工的な電磁波への被曝が二〇世紀半ばから急増し、自然なレベルの百京倍に達する、と指摘しました。「5Gは私たちの周りに数百万台の無線周波数送信機を加えることになり、被曝レベルは再び激増するだろう」と警告しています（図1）。

第二章で紹介したように、健康を守るために最新のデータに基づいて、ICNIRPガイドラインよりも厳しい規制を設けている国や自治体があります。しかし、5Gが導入されると強い電磁波が発生するので、このように規制が厳しい国・自治体では、5Gを導入するのが困難です。

そのため、携帯電話事業者の業界団体GSMAや国際電気通信連合（ITU）は、ICNIRPガイドラインに沿って規制するよう、規制緩和を求めてきました。

この要請に対して、ブリュッセル首都圏地域（ベルギー）のセリーヌ・フレモール環境相は「ブリュッセル市民はモルモットではない」と規制緩和を拒否しました。

イタリアは一般の人々を守るために三段階での規制を導入しています。「被曝制限」は絶対に

図１　無線周波数電磁波の増加

1950年代、80年代、2010年代と、環境中の電磁波が強くなっている。2010年代は携帯電話やWi-Fiなどで使われる周波数帯を中心に、山のように盛り上がっている。

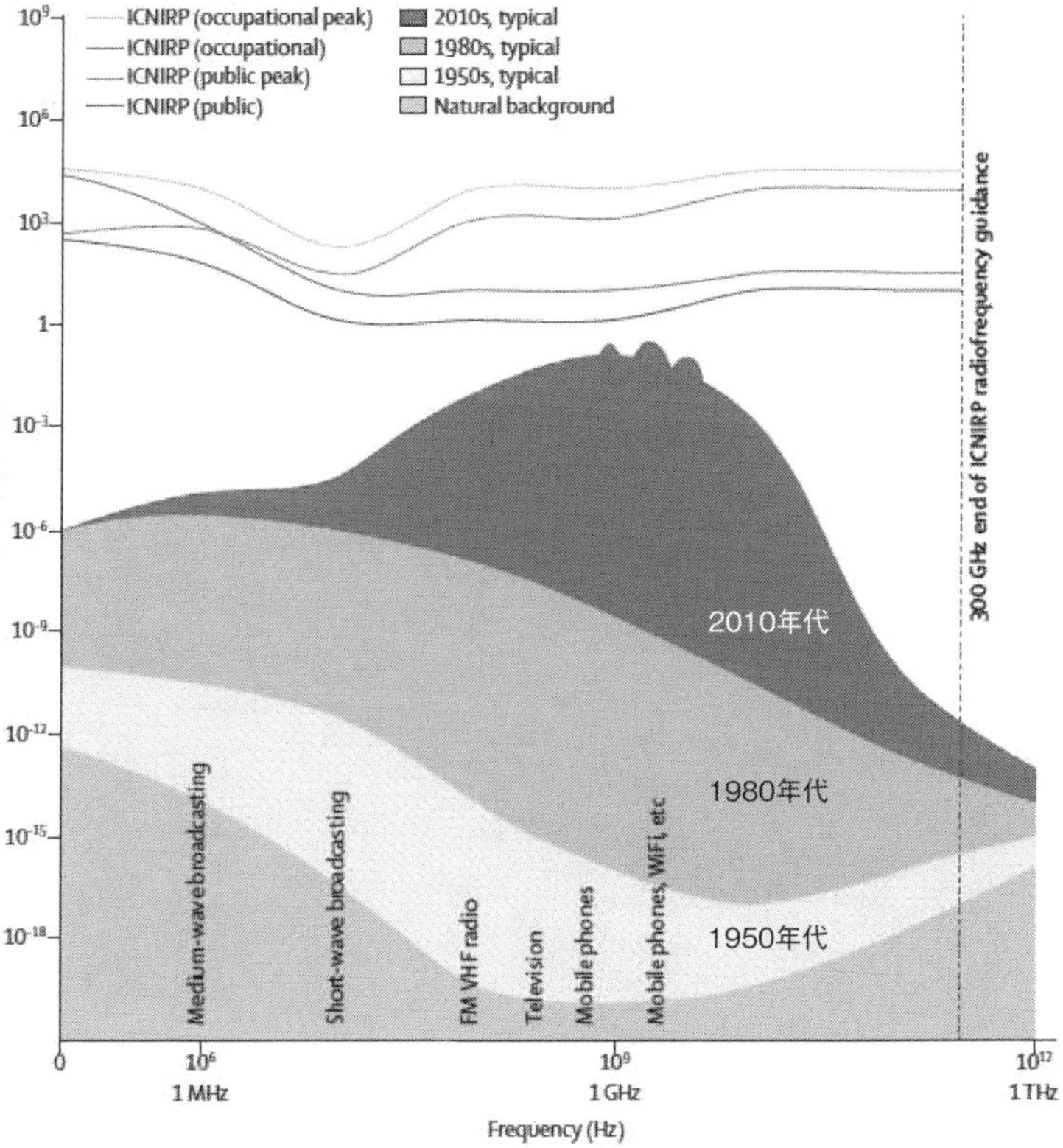

出典：Bandara & Carpenter, The lancet Planetary Health (2018)

超えてはいけない上限で周波数一八〇〇MHzについて一〇〇μW／cm²、「注意値」は大勢の人が四時間以上過ごす屋内での規制（一〇μW／cm²）、「品質目標」は大勢の人が頻繁に集まる屋外での規制（一〇μW／cm²）です。ヨーロッパは石造りの建物が多いので屋外で一〇μW／cm²だと、屋内では一桁下がり、一μW／cm²程度になるでしょう。これらの三つの規制のうち、最も厳しい品質目標（屋外で一〇μW／cm²）が、実際の被曝制限として用いられています。

しかしイタリア議会では、これの規制を撤廃し、ICNIRPと同じ規制に緩めることが議論され、主要政党のほとんどが規制緩和に賛成していました。ところが、イタリアだけでなく各国の研究者が反対し、一〇μW／cm²規制を守るように政府に訴えました。

数日間で八七〇〇筆以上の署名が集まり、一五〇人以上がハンガーストライキなどの抗議活動を行なった結果、議会は規制緩和を取り下げました。

イタリアの隣国、スロベニアは、5Gの有害な影響を認めて、二〇二〇年に5Gの導入停止を決定しました。

オーストラリアでは、数千基もの5G基地局設置を阻止してきた弁護士のリチャード・ブルメンサールさんが、国政政党「N05G党」を立ち上げ、5G導入の一時停止を求めています。フランスとアメリカ、カリフォルニア州の緑の党もN05Gを政策に掲げています。

イギリスでは、5Gから人々、とくに子どもを守っていないとして、医師や科学者らが、二〇二一年三月に政府を提訴しました。

ミリ波を禁止したオランダ

オランダ保健審議会は５Ｇ電磁波に関する文献調査を行ない、二〇二〇年九月に次の四点を勧告しました。①健康への悪影響は証明されていないが、長期的な健康リスクをより正確に推定できるよう、５Ｇシステムの導入前、導入中、導入後に被曝量をモニターすること、②５Ｇ電磁波への被曝とがんの発生、男性不妊、先天異常についてさらに調査をし、ミリ波の健康影響について実験研究を行なうこと、③潜在的な健康リスクが調査されるまでミリ波を使用しないこと、④オランダはＩＣＮＩＲＰのガイドライン使用を勧告しているが、最新のＩＣＮＩＲＰ基準でも被曝が健康に影響を及ぼす可能性も排除できないので、慎重なアプローチをとり、被曝を合理的に達成可能な限り低く抑えるよう勧告すること、としています。

一方、日本では、オランダ保険審議会がこの勧告を発表した同じ月の下旬にミリ波５Ｇの運用が始まっています。

保険会社も電磁波のリスクに注目

スイス再保険会社は二〇一三年に、リスクを検討するべき新興の課題として、内分泌撹乱物質、ナノテクノロジー、電磁波など二七項目を上げました。電磁波に関する潜在的なリスクが高まっていることに触れ、仕事で携帯電話を長期間使用して脳腫瘍になった社員の訴えをイタリア最高裁判所が認めたことは「携帯電話電磁波と人間の健康被害の関連性を示唆している」と述べています。電磁波の影響について「科学的な結論はまだ出ていない」が、「直接的な関連性が立証されれば、新たな請求が可能になり、最終的には製造物責任の保証として大きな損失につながる」と指摘しました。

自治体がスマートシティを目指して町中に5G基地局やIoT機器を設置して、住民に健康被害が出て、因果関係が認められるようになれば、多額の賠償金が課されることにならないでしょうか。

過敏症患者のアクセシビリティ

アメリカ国立建築科学研究所は、化学物質過敏症や電磁波過敏症でも公的施設や商業施設を利用できるよう、具体的な電磁波・化学物質対策を示したガイドラインを二〇〇五年に策定しました。

携帯電話や基地局、コンピューター、蛍光灯などの電気機器の存在が、「電磁場に敏感な人々にとって、建物にアクセスできなくなる」と述べ、建物に発症者が利用できる「クリーンエアルーム」を設けるよう、勧告しました。

クリーンエアルームでは、蛍光灯の代わりに白熱灯を提供し、携帯電話の電源をオフにすることなどを求めました。化学物質対策としては、禁煙であること、香料がないこと、タバコを吸わず、香料をつけていないスタッフを最低一人用意することなども求めました。

電磁波過敏症の日本の有病率は三・〇~五・七%で、化学物質過敏症の併発率は八〇%と高いので、このような対策が実施されれば、建物を利用しやすくなるでしょう。

日本では、長い間、障害を個人モデルとしてとらえ、障害は障害者個人の問題とされてきました。しかし欧米では、障害を社会モデルとして考えています。障害者が社会参加できないなどの問題が発生するのは、社会にバリア（障壁）があるせいなので社会的バリアを解消するのです。

二〇一八年になって、日本でもようやく、社会モデルに基づく「障害者差別解消法」が制定されました。同法では「心や体のはたらきに障害がある人で、日常生活や社会生活に相当な制限を受けている人すべてが対象」としています。

同法に基づけば、電磁波過敏症と化学物質過敏症も障害として認められます。障害のある人から、社会の中にあるバリアを取り除くために何らかの対応を求められた場合、合理的配慮を提供しなければならず、合理的配慮の不提供は差別にあたります。

車椅子の人にとって段差が社会的バリアになるのでスロープが必要なように、電磁波過敏症の人にとっては電磁波が、化学物質過敏症の人にとっては化学物質がバリアになります。

規制条例をつくる自治体も増加

二〇二〇年一二月、東京都多摩市議会は、住民が陳情した5G規制条例を趣旨採択しました。「いのちと環境を考える多摩の会」共同代表の和田幸子さんは、基地局計画の情報公開と住民への説明会の実施、電磁波過敏症や乳幼児、妊婦、高齢者、病人など、環境因子に敏感な人々を保護するために、公共施設、病院、福祉施設周辺に5G基地局の設置を禁止することを求めました。

同時期に、同様の趣旨の陳情も提出されていたので、二つの陳情が生活環境常任委員会で審議され、どちらの陳情も全会一致で趣旨採択されました。

議員からは、「条例にするには科学的根拠が必要だが、放置することもできない。これをきっかけに何らかの動きをとれればいい。陳情者は自分が電磁波で苦しんでいると言っていたが、私の知人は自宅に電磁波対策をしたので、家の中で携帯電話が使えない。そこまでしている方を見ると、騒ぎすぎ、大袈裟と言うことはできない。私たちも積極的な対応をすべきだが、陳情にあった内容のとおりにするとはいえない」という発言もありました。

どの議員も、陳情の内容を一〇〇%受け止めるのは、根拠を明らかにする点で難しいが、影響を受ける人がいる限りは寄り添う必要がある、という意見でした。

この陳情を受けて、多摩市環境政策課は、市内にある基地局の数を調べるために、総務省の電波利用ホームページで検索したそうです。5G基地局は三基あることがわかりましたが（そのうちミリ波5Gは二基）、設置場所の情報にたどり着くことはできず、総務省に聞いても教えてもらえなかった、といいます。地元自治体でさえ、基地局の位置情報を把握できないのは、まちづくりの観点からも問題があります。

日本弁護士連合会は、二〇一二年に「電磁波問題に関する意見書」を政府に提出し、基地局を設置する際は、周辺住民に説明を行なった上で、新設の是非について住民との協議を行なう制度を設けるよう、提言しています。また、「電磁波に関する安全対策のために、予防原則に基づいて、幼稚園、保育園、小学校、病院等が存在する地域をセンシティブエリアと指定し、他の地域より厳しい基準を設けることを検討すべき」、「国は、電磁波過敏症の方々がいることを踏まえ、人権保障の観点から、公共の施設及び公共交通機関には（電源）オフエリアを作る等の対策を検討するべき」と提言しました。

日本では携帯電話基地局の位置情報を公表していませんが、欧州諸国やイスラエルなどでは、位置情報をホームページで検索でき、基地局を設置する際も地域住民を含むあらゆるステークホルダーと意見調整が行なわれています。

欧州評議会（CoE）は、二〇一一年、「電磁場の潜在的な危険性と環境影響におけるそれらの影響」を採択し、熱効果に基づくICNIRPの科学的根拠には「深刻な限界がある」ので見直すように求め、屋内の被曝量を〇・六V／m（電力密度換算で〇・一μW／cm²）、将来的には〇・二V／m（〇・〇一μW／cm²）に減らすよう加盟四七カ国に勧告しました。

同決議では、「子どもや若者への被曝を減らすために合理的な対策をとること」、「電磁波過敏症の人々に細心の注意を払い、彼らを守るための特別な対策を導入すること。それは無線ネットワークで覆われていない電磁波フリーのエリアを作ることを含む」と明記しました。

健康上の理由で電磁波を避けなければいけない人に対して、電磁波被曝を強要するのは人権侵害になるのではないでしょうか。日本でスマートシティ化を検討するなら、電磁波過敏症など影響を受けやすい人の意見を聞き、対策を実施するべきでしょう。

条例で規制するアメリカ

アメリカでは、健康不安を理由に基地局に反対することができないので、まちづくりのためのゾーンニング規制や、景観保護などを目的にした条例をつくって、住宅地や学校周辺に設置させない自治体が二〇一八年以降、増えています。これまでに四五の州・自治体で5G規制条例が可決されました。

カリフォルニア州ロスアラトスでは、住宅地での5G基地局設置を禁止し、学校からは五〇〇フィート（約一五二m）離すよう求め、ハワイ州ハワイ郡は、安全性が確認されるまで導入を禁止

図2-1　５Ｇアンテナがある公道通行権にあるポールや構造物に使うマークの一例

「警告：照射中は、無線周波数電磁波照射の危険性あり。アンテナに近づく前に、事業者に連絡を」と書かれている。

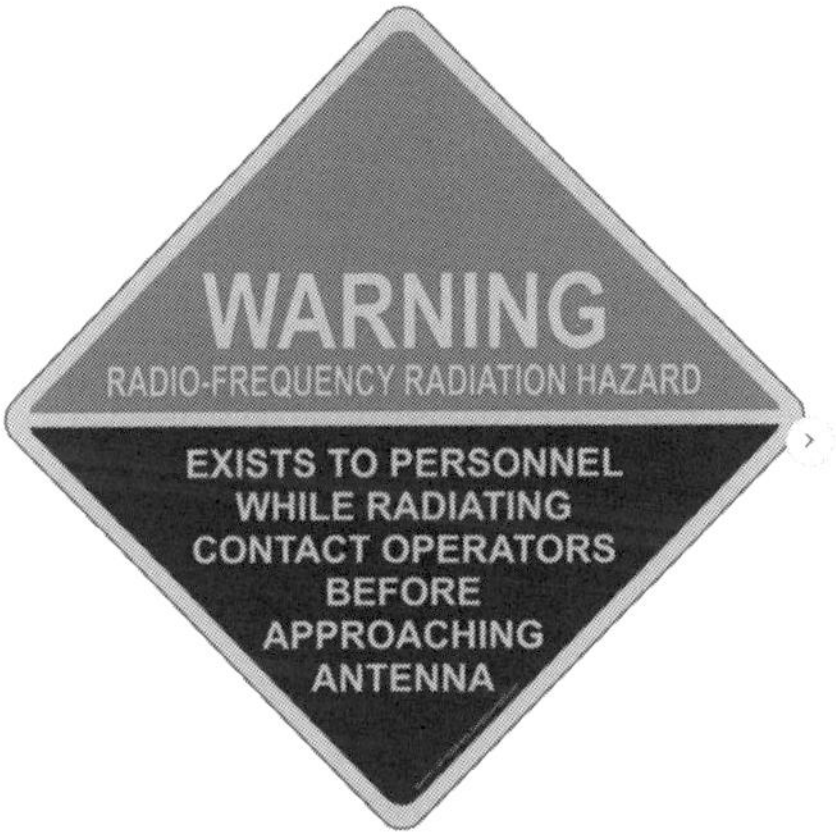
WARNING
RADIO-FREQUENCY RADIATION HAZARD
EXISTS TO PERSONNEL
WHILE RADIATING
CONTACT OPERATORS
BEFORE
APPROACHING
ANTENNA

図２-２　妊婦に電磁波被曝を警告する図案。

無線周波数電磁波への被曝で流産が1.48倍増えると注意している

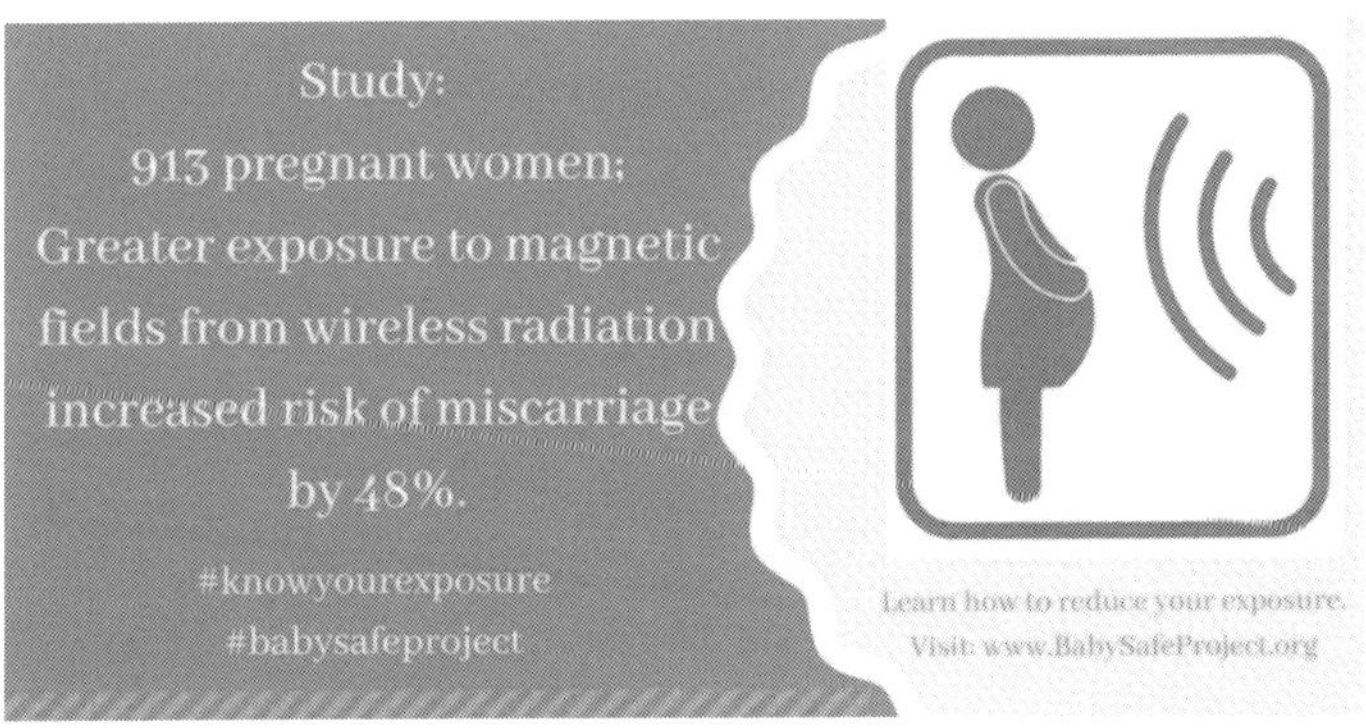

出典：ニューハンプシャー州「進化する５Ｇ技術の環境・健康調査委員会」報告書

しました。

ニューハンプシャー州では、二〇一九年、「進化する5G技術の環境・健康調査委員会」が設立され、翌年一一月に報告書が発表されました。同委員会は、「多くの独立した科学者が日米の値は安全ではないと結論づけている」、「市民の健康より産業界の利益に焦点を当てている」と批判し、指針値の見直しを連邦通信委員会（FCC）に求めました。

また、妊婦や新生児、青少年の健康を守るために、州のホームページで、5Gや無線周波数電磁波のリスクを警告する情報にリンクを貼ること、被曝を最小限に抑える使い方を示すことを求めています。

5G基地局を設置した公道の電柱等には、電磁波が照射されていることを約三m先からでもわかるように、ラベルを表示することを求めました（図2-1、2-2）。

大型の基地局は、市民を守るためにフェンスを設置しているのに、狭いエリアをカバーする5G基地局には防護柵がないからです。日本でも電柱やスマートポールなどに設置され、マンホール型まであるのですから、同様の表示が必要です。

さらに、ニューハンプシャー州の委員会は、幼い子どもほど電磁波の影響を受けやすいことを指摘して、学校や図書館は無線LANから有線に切り替えることや、新しい基地局を住宅、学校、事業所から離し、すでに設置された場合は撤去することも勧告しました。

また、携帯電話を含む全ての端末には、触わると電波が止まるソフトを入れ、テーブルの上に置くなど体から離れている時にだけ、電波が出るようにすることも求めています。

州内の全ての公共・商業施設で有線回線で接続できるようにするほか、被曝を警告する標識を設置し、従業員や訪問者が避難できるよう、無線周波数電磁波のない電磁波フリーゾーンを設置することも示しました。

電磁波フリーゾーンがあれば、電磁波の影響を受けやすいと考えられている乳幼児や妊婦（胎児）、子ども、若者、何らかのアレルギーがある人や発達障害の人、神経系や心臓に関わる疾患のある人、電磁波過敏症の人は、安全に過ごすことができるでしょう。

また、現在の規制値は、人間だけを対象にし、動植物を考慮していませんが、被曝するとミツバチの帰巣率が低下したり、鳥の繁殖率が減ったり、樹木が枯れるなど、生態系も影響を受けることがわかっています。そのため、同州の委員会は、樹木や植物、鳥類、昆虫、ポリネーター（花粉を媒介する生物）を保護する規制値を開発する必要がある、と述べています。受粉する生物に被害が出た場合、農作物の収量低下にもつながる可能性もあり、生態系全体を保護する措置が必要だからです。

ほとんどの国では、基地局が設置された後の市街地での被曝量をモニタリングしていませんが、委員会は全ての無線施設周辺で電磁波を測定して結果をホームページで公表し、被曝量が高い地域だけでなく、被曝を最小限にしたい人々のために電磁波が弱い場所を示す地図を作ることも勧告しました。

図3　西新宿の電磁波測定

❶〜❸は測定した交差点、①〜⑨はスマートポールの位置を示す

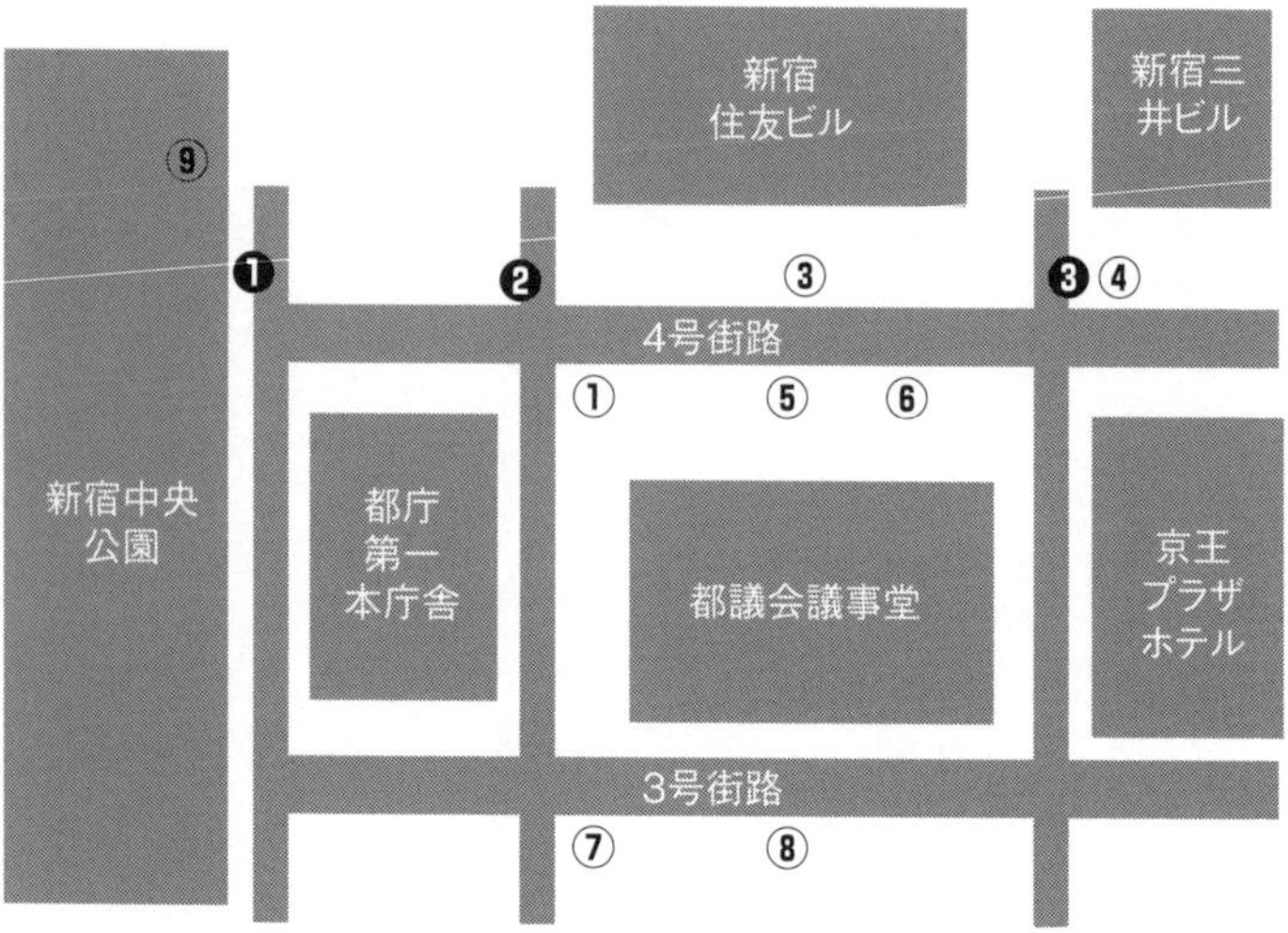

図出典：新宿区ホームページの地図に加筆

市街地の電磁波モニタリング

カナダのマグダ・ハヴァス博士は、各都市の無線周波数（RF）電磁波の被曝量を市民がモニタリングする「BRAGシティRFプロジェクト」を実施しています。ほとんどの国で、電磁波被曝量のモニタリングが行なわれていないので、同じ測定器と同じ方法でメインストリートの交差点で無線周波数電磁波を測定し、そのデータを集積しています。これまでに約二〇〇人が参加し、一六カ国で測定が行なわれてきました（図3）。

BRAGとは、測定結果を示す四つの色の頭文字です。電力密度が一

表1　BRAGプロジェクトと色別の表示

色	電力密度
黒（ブラック：Black）	>10μW／㎠
赤（レッド、Red）	1～10μW／㎠
琥珀色（アンバー、Amber）	0.1～1μW／㎠
緑（グリーン、Green）	<0.1μW／㎠

〇μW／㎠（マイクロワット／平方センチメートル）以上だとブラック（黒）、一～一〇μW／㎠はレッド（赤）、〇・一～一μW／㎠はアンバー（琥珀色）、〇・一μW／㎠以下はグリーン（緑）です（表1）。

５Gは周波数三・七、四・五GHz（ギガヘルツ）のマイクロ波と二八GHzのミリ波を使用します。従来の測定器は、周波数三・五GHzくらいまでしか測れないものが多く、５Gには対応していません。しかし、BRAGでは八GHzまで測れるSafe&Sound ProIまたはⅡを使い、ハヴァス博士が指定した方法で測定をします。

５G導入エリアの電磁波を測定

このプロジェクトの一環として、二〇二一年六月に東京都西新宿で、新宿区議会議員のよだかれんさんと、電磁波からいのちを守る全国ネットの黒薮哲哉さんが電磁波測定を行ないました。

西新宿は現在九つのスマートポール（５Gや公衆Wi-Fiのアンテナ、人流解析カメラ、街灯などを備えた多機能ポール）が建っていますが（第1章参照）、最も集中している中央通りの三つの交差点（❶～❸）で、測定をしました（図

3）。最も値が高かったのは、❷の交差点で、一六・六μW／㎠ありました。これはブラックに該当するレベルです。
　この測定場所は、デジタルサイネージ（電子看板）型のスマートポールが近くにあり（図4）、その影響で数値が高くなったと考えられています。

　他の地域でも測定が行なわれています。5Gが導入されている北海道札幌市（人口一九五万人）の駅前通りでは一四・三μW／㎠、大阪市（人口約二七五万人）西区江戸堀～京町堀付近では一三・

図4　西新宿での測定でもっとも数値が高かった交差点❷にあるデジタルサイネージ型のスマートポール。

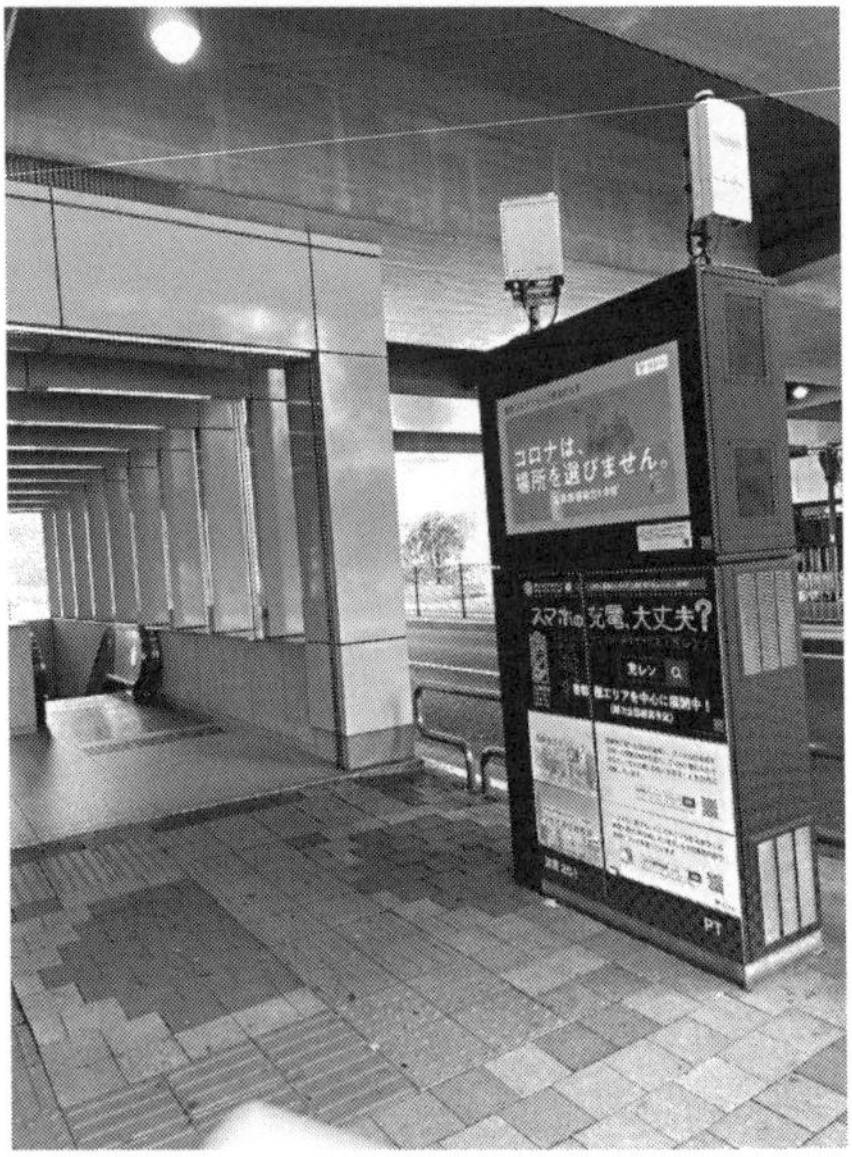

撮影：よだかれんさん

五μW／㎠で、いずれもブラックでした。また茨城県水戸市（人口二七万人）の駅前通りでは、５Ｇはまだ導入されていませんが、ブラック（一一・〇μW／㎠）でした（図７）。

一方、５Ｇが未整備で人口も少ない、埼玉県朝霞市（人口約一四万人）の市役所交差点では一・一七μW／㎠、常陸大宮市山方地区（旧・山方町、人口約〇・五万人）では〇・一三μW／㎠（アンバー）と、低い値が記録されました（札幌市と茨城県の測定は、いのち環境ネットワーク。大阪市はアナログメーターの測定を望む会、朝霞市は電磁波からいのちを守る全国ネット）。

各地の測定結果を見ると、西新宿が最も高く、スマートポールからの被曝量が相当高いことが伺えます。スマートポールは高さが二〜三メートルしかなく、近距離で被曝するせいで、数値が高くなったと考えられます。

新宿区は、都庁周辺の西新宿エリアにさらに二〇基ものスマートポールを設置する予定ですが、区として電磁波のモニタリングを行ない、影響を調査するべきではないでしょうか。

このままでは、電磁波過敏症患者は都庁や都議会、新宿公園にアクセスできなくなる可能性があります。障害者差別解消法では、自治体に対して障害者への合理的配慮を義務付けていますが、電磁波過敏症患者への合理的配慮として、被曝量の削減や、被曝せずに通行できるルートの確保が必要です。スマートポールの存在が遠くからでもわかるように、標識を設置することも検討すべきでしょう。

西新宿での測定を行なった、新宿区議のよだかれんさんは「今回の計測を機に、測定器の購入

図5　日本各地での測定結果

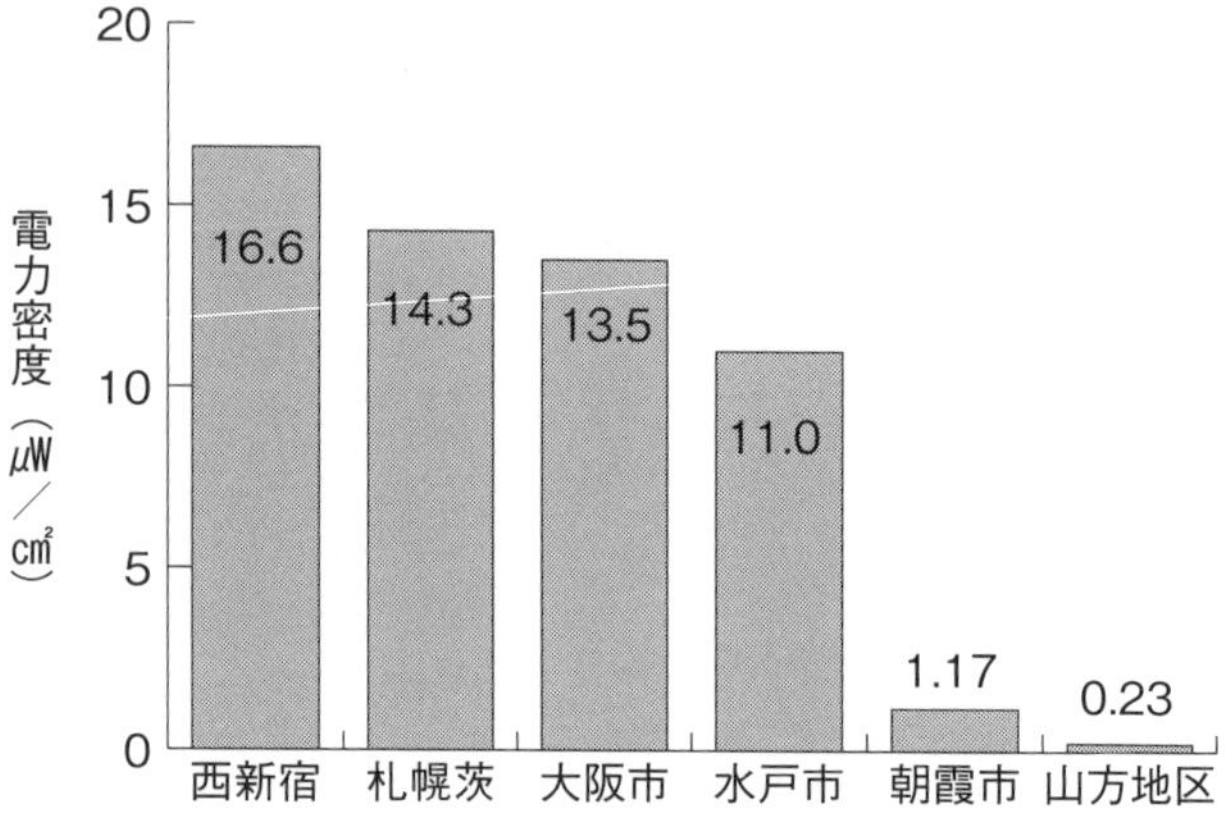

と今後の計測を検討し、計測結果を問題提起の根拠と出来るよう、議員活動を進めたい」と話しています。

人口の少ない町は被曝量が少ない傾向

ハヴァス博士は、二〇二一年四月に寄せられた結果を分析しています。アメリカで、5Gが導入されている四五自治体と未整備の二九自治体を比較すると、5Gが導入された自治体は被曝量が高い傾向が見られました。5Gがない自治体のうち、被曝量が低い地域は五二％を占めましたが、導入された自治体では一六％しかありませんでした。

また人口が増えるほど被曝量も高くなりました。人口八〇〇〇人以下の自治体は被曝量が低くなりました。ただし、日本政府は5G基地局を都市部だけでなく、地方でも早期導入することを目指しています。今後は小さな町であっても、5G導入は進んでいきますから、今のうちに規制条例を制定したほうがよいでしょう。

時間帯による変動も

茨城県に住むオームズビー・パトリシアさんは、茨城県那珂市瓜連地区で二四時間測定を行なっています。この測定では朝八時頃にピークを迎え、夕方にかけて減少し、夜八時ごろに再び上昇しました。被曝量は比較的低く、アンバー（琥珀色）の範囲内で推移しています。

一方、カナダのある都市で行なわれた二四時間測定では、朝方四時三〇分頃に減少しましたが、レッド（赤色）の範囲で推移しました。

パトリシアさんによると、測定した場所の近くには学校があったそうです。「スマートフォンを持った生徒たちが登校する時間帯に、被曝量が増加したのではないか」とパトリシアさんは考えています。

パトリシアさんとともに、茨城県で測定をしているトニー・ボーイズさんは「世界のどこでも同じような方法で測定すれば数値の信憑性が高くなり、裁判の証拠として認められる可能性が高い」と指摘しています。

モニタリングを行ない、データを蓄積・共有することで、自分たちの被曝状況を各国と比較できます。行政に規制条例の制定を陳情する際や、まちづくりを考えていく上でも、重要な指標になるでしょう。

予防原則の重要性

「持続可能な開発目標（ＳＤＧｓ）」では、二〇三〇年までに「誰一人取り残さない」多様性と包摂性のある社会を実現するとしています。健康や環境にリスクのある無線周波数電磁波を多用し、プライバシーを侵害する可能性があり、サイバー攻撃のリスクを高めるスマートシティは、本当に「賢いまち（スマートシティ）」と言えるのでしょうか。

電磁波過敏症をはじめ、電子機器を使えない障害者や高齢者が置き去りになるのであれば、それはＳＤＧｓの理念に反します。

欧州では、予防原則にしたがって政策を決定します。健康リスクが指摘されている場合、早い段階で予防原則に従って対応すれば被害を未然に防ぐことにつながり、賠償金の支払いを減らすことにつながります。

欧州環境庁（ＥＥＡ）は、早い段階でリスクが指摘されていたのに、対策が遅れたせいで被害が拡大したアスベストやＰＣＢなどの環境汚染を検証し、二〇〇一年に報告書を出しています。欧州で予想されるアスベストによるガンの死亡者は約四〇万人で、損害賠償を四〇〇〇億ユーロ

（五二兆円）と推計しています。

アスベストの教訓として、犠牲者や専門家ではない人々、工場監督者や家庭医など「有能な観察者」の経験はもっと真剣に扱われ、適切な調査によって観察されるべきだ、と述べています。「時には、彼らは科学的専門家の観点より何年も先行している」からです。

ＥＥＡは、二〇一三年の報告書で、水俣病や福島原発事故と並んで、無線周波数電磁波のリスクを取り上げ、情報通信技術に予防原則を適用するよう求めています。

無線周波数電磁波に関する科学的証拠はすでに膨大にあります。このままスマートシティ化を進めれば、すでに警告されていた被害を増やすことにならないでしょうか。過去に繰り返された公害から学び、同じ過ちを繰り返さないよう、慎重に対応する必要があります。

参考文献

Bandara & Carpenter. The lancet Planetary Health（2018）

NIBS. “Indoor Environmental Quality”（2015）

State of New Hampshire. “Final Report on Commission to Study the Environmental and Health Effects of Evolving 5G Technology”（2020）

Hojo, S., et al., Development and evaluation of an electromagnetic hypersensitivity questionnaire for Japanese people. Bioelectromagnetics. 37（6）, pp353-372, 2016.

Heuser G and Heuser SA. “Functional brain MRI in patients complaining of electrohypersensitivity after long term exposure to electromagnetic fields” Rev Environ Health. 32 (3) : pp291–299, 2017

Belyaev I. et al “EUROPAEM EMF Guideline 2016 for the prevention, diagnosis and treatment of EMF-related health problems and illnesses”. R ev Environ Health.pp31 (3) : 363-97, 2016

The National Institute of Building Science. “Indoor Environmental Quality”. 2005

Health Council of the Netherlands. “5G and health : Executive summary”. Sep 2, 2020.

Swiss Re. “Emerging risk insights”. 2013.

EEA “Late lessons from early warnings : science, precaution, innovation”. 2013.

Sears ME. “The medical perspective on environmental sensitivity”. Canada Human Rights Commission.2007

日本弁護士連合会「電磁波問題に関する意見書」2012（https://www.nichibenren.or.jp/document/opinion/year/2012/120913_4.html）

〈著者略歴〉

加藤やすこ（かとう　やすこ）

1966年北海道生まれ。環境ジャーナリスト。化学物質過敏症、電磁波過敏症発症後は、これらの環境病をテーマに執筆。訳書にザミール・P・シャリタ博士著『電磁波汚染と健康』、著書に『電磁波による健康被害』、『電磁波過敏症を治すには』、『シックスクール問題と対策』、『危ないオール電化住宅（増補改訂版）』、『ユビキタス社会と電磁波』（いずれも緑風出版）、『電磁波から家族を守る』（企業組合建築ジャーナル）。共著に『新電磁波・化学物質過敏症対策 —克服するためのアドバイス』（緑風出版）、『本当に怖い電磁波の話　身を守るにはどうする？』（金曜日）など。電磁波過敏症の研究の第一人者、オーレ・ヨハンソン博士（カロリンスカ研究所、スウェーデン）との共著論文も発表。

電磁波過敏症の患者会『いのち環境ネットワーク（https://www.ehs-mcs-jp.com、旧・VOC-電磁波対策研究会）』代表。同会サイトでは海外の文献の訳文なども紹介し、ダウンロードできる。

スマートシティの脅威《きょうい》

2021年11月30日　初版第1刷発行　　定価1800円＋税

著　者　加藤やすこ ©
発行者　高須次郎
発行所　緑風出版
〒113-0033　東京都文京区本郷2-17-5　ツイン壱岐坂
〔電話〕03-3812-9420　〔FAX〕03-3812-7262　〔郵便振替〕00100-9-30776
[E-mail] info@ryokufu.com
[URL] http://www.ryokufu.com/

装　幀　斎藤あかね
制　作　R 企 画　　印　刷　中央精版印刷・巣鴨美術印刷
製　本　中央精版印刷　　用　紙　中央精版印刷　　E1200

ISBN978-4-8461-2118-1　C0036